安徽省高等教育"十二五"规划教材
全国高职高专医药院校实验教材

人体解剖学实验指导

（第二版）

（可供医学各专业使用）

主　编　姚玉芹　王龙海　叶茂盛
副主编　王建中　胡捍卫　安梅　杨治河　孙宗波
编　委　（以姓氏笔画为序）
　　　　王龙海　（安徽中医药大学）
　　　　王建中　（安徽阜阳卫生学校）
　　　　方安宁　（安徽医学高等专科学校）
　　　　孙宗波　（皖北卫生职业学院）
　　　　叶大平　（黄山职业技术学院）
　　　　叶茂盛　（肇庆医学高等专科学校）
　　　　安　梅　（安徽医学高等专科学校）
　　　　齐敏佳　（宣城职业技术学院）
　　　　汪家龙　（黄山职业技术学院）
　　　　杨治河　（滁州城市职业学院）
　　　　胡捍卫　（安徽人口职业学院）
　　　　姚玉芹　（安徽医学高等专科学校）
　　　　褚世居　（合肥职业技术学院）
主　审　陈建中

东南大学出版社
SOUTHEAST UNIVERSITY PRESS
·南京·

图书在版编目(CIP)数据

人体解剖学实验指导/姚玉芹,王龙海,叶茂盛主编. —2
版. —南京:东南大学出版社,2014.8
ISBN 978 - 7 - 5641 - 5074 - 7

Ⅰ.①人… Ⅱ.①姚…②王…③叶… Ⅲ.①人体解剖学
—实验—教学参考资料 Ⅳ.①R322 - 33

中国版本图书馆 CIP 数据核字(2014)第 164612 号

人体解剖学实验指导(第 2 版)

出版发行	东南大学出版社	
出 版 人	江建中	
社 址	南京市四牌楼 2 号	
邮 编	210096	
经 销	江苏省新华书店	
印 刷	南京工大印务有限公司	
开 本	787 mm×1092 mm 1/16	
印 张	6.25	
字 数	153 千字	
版 次	2014 年 8 月第 2 版 2014 年 8 月第 1 次印刷	
书 号	ISBN 978 - 7 - 5641 - 5074 - 7	
印 数	1—4000 册	
定 价	16.00 元	

第二版前言

　　人体解剖学是医学教育中重要的基础课程,实验指导教材是完成实验教学任务、提高实验教学质量的重要保证。改革开放以来,高等医学教育得到了较快的发展,医学教材也需在发展过程中逐步改革和完善。

　　《人体解剖学实验指导》自 2010 年 2 月出版以来,受到广大同仁和医学生的高度关注和好评,并于 2013 年 12 月获得"安徽省高等教育'十二五'规划教材"称号(皖教高〔2013〕11 号文)。本书针对专科医学教育特点,注重对学生创新思维、分析解决问题的能力以及综合素质的培养,使传统的教育教学与现代化的教育教学手段相结合。本版修订的主要内容为:

　　一、进一步提高、补充、完善文字水平和插图的质量。

　　二、配上相应的网上实验资源"人体解剖学实验网络辅助教学"(在 2011 年安徽省多媒体教育软件评奖活动中,获高教组网络课程一等奖)。学生可以不受时间及地点的限制,随时上机进行实验操作。课堂教学可不再局限于有形的实验室中,教学与实践的空间和时间也得到了无形的扩展,还可以链接与实验项目相关的临床手术应用录像,把基础与临床紧密结合起来,让学生学以致用,为学生提供了更多、更广、更深的教学内容。本书能启发学生的思维,引导学生查阅文献和参考资料,进行自主性学习。

　　第二版的编写工作得到了东南大学出版社的大力支持和帮助,也得到了参编学校老师们的大力支持,在此一并致谢!

【附】

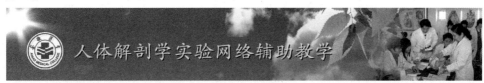

http://218.22.44.184/rt;pt/index.asp

姚玉芹

2014 年 6 月 6 日

前　言

　　人体解剖学是研究正常人体形态结构的科学,是医学教育中重要的基础课程。实验教学是整个教学过程中非常重要的环节,是贯彻理论联系实际的重要步骤。实验指导教材是完成实验教学任务,提高实验教学质量的重要保证。随着现代科技的迅猛发展,新兴学科的不断涌现和知识的迅速更新,人体解剖学的教学内容、教学方法和教学手段均需进行相应的调整、改革和完善。

　　为了适应现代高职高专教育发展的需要,并结合医学专科各学校的特点和实验情况,我们组织编写了《人体解剖学实验指导》。本实验指导是《人体解剖学》(邹锦慧 刘树元主编,科学出版社出版,国家级规划精品教材)的配套实验教材,适合于临床医学、护理学、口腔医学、医学检验等专业及成人专科学历教育使用,其它医学相关专业均可取舍应用。本书共安排了二十八个实验,每个实验均介绍了实验目的、实验材料、实验内容及实验报告和要求,并配有相应的实验课件。本实验指导编写的主要原则和特色有:

　　一、注重理论与实践相结合,解剖与临床相结合,基本技能与应用相结合。在内容上本着实用为先、够用为本的原则,删繁就简;注重实用性、系统性和科学性的统一。旨在使学生在有限的学习期间内掌握本专业必需的人体解剖学基础知识。

　　二、在每个实验后面均配有相关思考题和填图,内容简洁,图文并茂,真实感强,重点突出,便于学生更具体、形象地理解、认识和掌握人体的重要结构,培养学生分析问题、解决问题的能力。

　　三、本实验指导还配有相应的实验课件,以增加学生实践的机会,学生可以不受时间及地点的限制,随时上机进行实验操作,课堂教学可不再局限于有形的实验室中,教学与实践的空间和时间也得到了无形的扩展,更加适于学生的理解和记忆。

　　本实验指导的编写工作得到有关部门领导的大力支持,在此一并致谢! 由于编写时间仓促,缺点错误在所难免,不妥之处敬请同仁和广大读者批评指正,并为再版提供宝贵建议。

姚玉芹

2010 年 2 月 26 日

目　　录

实验室守则

一、实验室是实验教学的重要场所,必须保持安静和整洁。学生进入实验室后,严禁喧哗、打闹,不准吸烟、饮水、进食,不准随地吐痰、乱丢杂物,不做与实验无关的事情。

二、学生必须按时到实验室做实验,不迟到、早退和旷课。进入实验室必须按实验课程的要求着装,衣冠不整不得进入实验室,不准携带与实验课无关的东西进入实验室。

三、实验前,学生应认真阅读实验指导书的有关内容,明确实验目的、实验要求和实验注意事项。

四、实验过程中,学生应服从实验教师和实验技术人员的指导,严格按照正确的实验步骤操作,认真观察,自觉培养严谨、求实的科学作风。

1. 根据实验内容,运用解剖学术语进行观察、辨认并描述。

2. 注意分析解剖学名词的命名原则,并找出辨认的依据与周围器官或结构的关系。

五、使用标本、模型及仪器设备时,必须严格遵守操作规程。损坏标本、模型应主动说明原因并进行登记。

六、实验结束后,应认真分析实验中出现的问题,实事求是地按要求完成实验报告。

七、每次实验完毕后,应做好标本、模型及有关物品的复位工作,指定专人清洁实验台面和仪器设备,打扫室内卫生,关好水、电、窗、门,得到实验教师允许后方可离开实验室。

（姚玉芹）

实验一

骨学总论　躯干骨

实验目的

1. 掌握人体的标准姿势、轴、面和方位术语。
2. 掌握成人骨的数目、分类和骨的基本构造；了解骨的化学成分和物理特性。
3. 掌握椎骨的一般形态及各部椎骨的主要特征。
4. 掌握胸骨的形态；了解肋的基本形态。

实验材料

1. 全身骨架。
2. 各部骨标本。
3. 躯干骨标本。
4. 相关挂图。
5. 有关多媒体实验课件。

实验内容

1. 讲解和示范人体的标准姿势和方位术语。
2. 在骨标本上辨认长骨、短骨、不规则骨和扁骨。
3. 在挂图上观察骨质、骨膜和骨髓。
4. 在骨标本上观察躯干骨的组成。
5. 观察椎骨的一般形态和各部椎骨的主要特征。
6. 观察胸骨的分部和形态。
7. 在骨架上观察真肋、假肋和浮肋。
8. 活体观察并触摸：胸骨角、剑突、肋弓、第七颈椎棘突、胸椎和腰椎棘突。

实验报告

（一）思考题

1. 在股骨的纵切标本上，说明骨的基本构造和功能。
2. 在一堆椎骨中，如何区分各部椎骨？
3. 根据骨性标志，在活体上如何确定椎骨和肋的顺序？

（二）填图

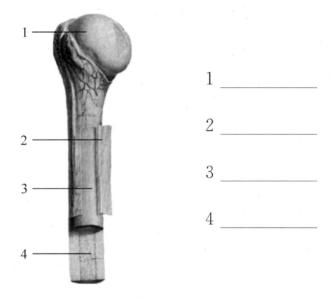

1 _____

2 _____

3 _____

4 _____

图1-1　骨的构造

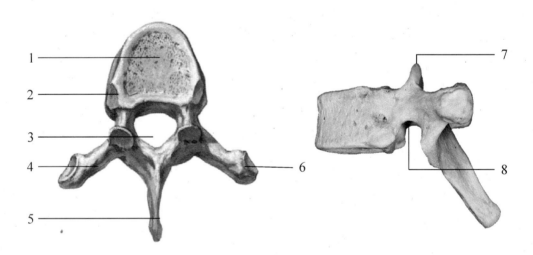

图1-2　胸椎

1 _____　　2 _____　　3 _____　　4 _____

5 _____　　6 _____　　7 _____　　8 _____

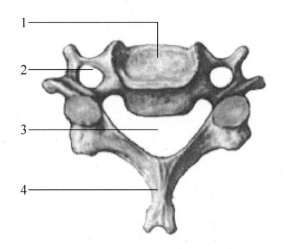

图 1 - 3　颈椎

1 _____

2 _____

3 _____

4 _____

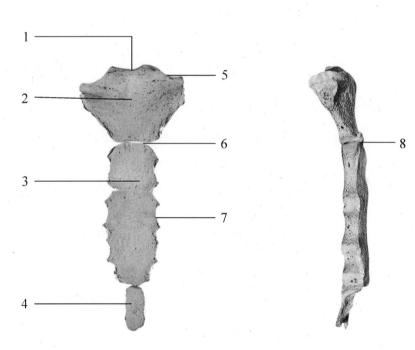

图 1 - 4　胸骨

1 _____　　2 _____　　3 _____　　4 _____

5 _____　　6 _____　　7 _____　　8 _____

（姚玉芹　安梅）

实验二

上肢骨 下肢骨

实验目的

1. 掌握上肢骨各骨的名称、位置及锁骨、肩胛骨、肱骨、桡骨和尺骨的基本形态。
2. 掌握下肢骨各骨的名称、位置及髋骨、股骨、胫骨和腓骨的基本形态。

实验材料

1. 全身骨架。
2. 上肢骨标本。
3. 下肢骨标本。
4. 相关挂图。
5. 有关多媒体实验课件。

实验内容

1. 在人体骨架标本上，辨认上、下肢各骨，观察其位置及毗邻。
2. 观察锁骨、肩胛骨、肱骨、尺骨、桡骨，识别其形态及主要结构。
3. 观察髋骨、股骨、胫骨、腓骨，识别其形态及主要结构。
4. 活体观察并触摸：锁骨、肩峰、肩胛冈、肩胛下角、鹰嘴、肱骨内上髁、肱骨外上髁、尺骨茎突、桡骨茎突、髂嵴、髂前上棘、耻骨结节、坐骨结节、大转子、髌骨、胫骨粗隆、腓骨小头、内踝、外踝、跟骨。

实验报告

（一）思考题

1. 应用解剖学术语描述四肢骨的方位、侧别。
2. 比较上、下肢骨的特点。

（二）填图

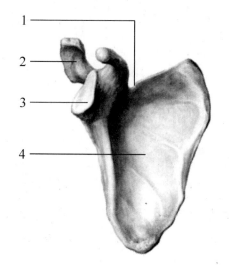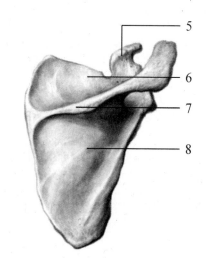

图 2－1 肩胛骨

1 _____ 2 _____ 3 _____ 4 _____

5 _____ 6 _____ 7 _____ 8 _____

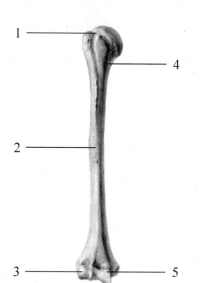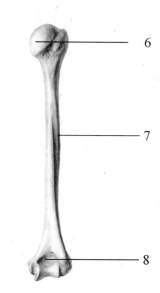

图 2－2 肱骨

1 _____ 2 _____ 3 _____ 4 _____

5 _____ 6 _____ 7 _____ 8 _____

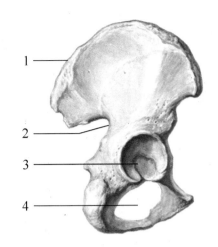
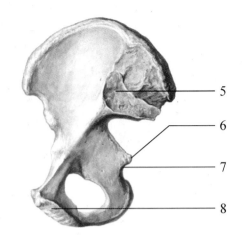

图 2－3　髋骨

1 _____ 2 _____ 3 _____ 4 _____

5 _____ 6 _____ 7 _____ 8 _____

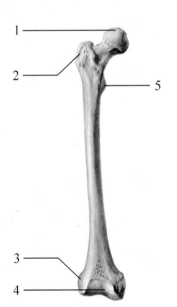
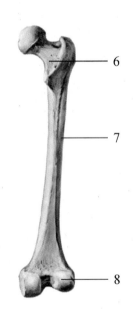

图 2－4　股骨

1 _____ 2 _____ 3 _____ 4 _____

5 _____ 6 _____ 7 _____ 8 _____

（王建中　姚玉芹）

实验三
颅 骨

◎ 实验目的

1. 掌握颅的组成和分部，各部颅骨的名称和位置。
2. 掌握下颌骨、舌骨、蝶骨、颞骨和筛骨的形态。
3. 掌握颅各面的主要形态和结构。
4. 掌握骨性鼻腔、眶的位置，骨性鼻旁窦的位置及开口。
5. 掌握翼点的位置。
6. 掌握前、后囟的位置；了解新生儿颅骨的特点。

◎ 实验材料

1. 整颅标本及分离颅骨标本或模型。
2. 颅顶、颅骨正中矢状切面、颅冠状切面和颅底标本。
3. 鼻旁窦标本或模型。
4. 新生儿颅标本或模型。
5. 相关挂图。
6. 有关多媒体实验课件。

◎ 实验内容

1. 在颅骨标本上观察颅的分部、各颅骨在整颅中的位置和有关的形态结构。
2. 在颅底内面观察筛板、眶上裂、垂体窝、圆孔、卵圆孔、棘孔、破裂孔、舌下神经管、内耳门、枕骨大孔。
3. 在颅的侧面观察颞窝、翼点、颧弓、乳突、下颌角。
4. 在颅的前面观察眶、骨性鼻腔外侧壁的结构、各鼻旁窦的位置和形态。
5. 在新生儿颅的标本上观察前、后囟的位置及形态特征。
6. 活体观察并触摸：翼点、颧弓、乳突、下颌角、枕外隆凸、舌骨。

◎ 实验报告

（一）思考题

1. 在整颅上指出各颅骨的名称。
2. 指出颅前窝、颅中窝和颅后窝各有哪些主要的孔和裂。
3. 指出翼点的位置及临床意义。
4. 指出鼻旁窦的位置及开口部位。
5. 试述新生儿颅的特征及其形成的原因。

（二）填图

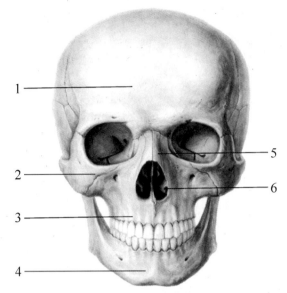

图 3－1　颅骨前面观

1 ＿＿＿＿＿＿　　2 ＿＿＿＿＿＿　　3 ＿＿＿＿＿＿

4 ＿＿＿＿＿＿　　5 ＿＿＿＿＿＿　　6 ＿＿＿＿＿＿

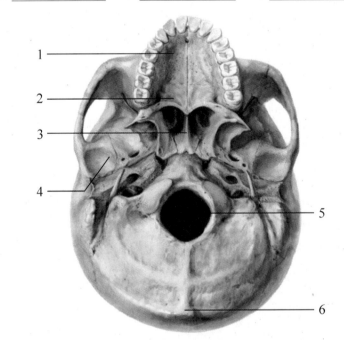

图 3－2　颅底外面观

1 ＿＿＿＿＿＿　　2 ＿＿＿＿＿＿　　3 ＿＿＿＿＿＿

4 ＿＿＿＿＿＿　　5 ＿＿＿＿＿＿　　6 ＿＿＿＿＿＿

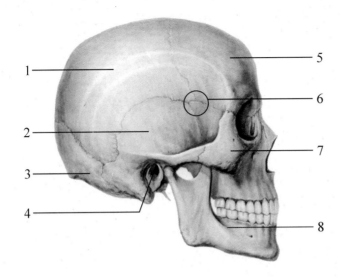

图 3 - 3 颅骨侧面观

1 _____   2 _____   3 _____   4 _____

5 _____   6 _____   7 _____   8 _____

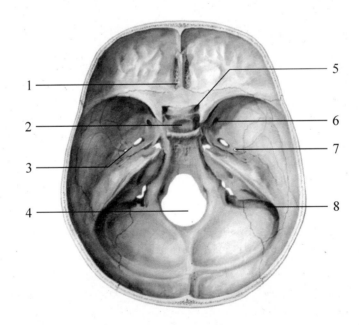

图 3 - 4 颅底内面观

1 _____   2 _____   3 _____   4 _____

5 _____   6 _____   7 _____   8 _____

（胡捍卫　方安宁）

实验四

躯干骨与颅骨的连结

● 实验目的

1. 掌握滑膜关节的基本结构及辅助结构。
2. 掌握脊柱的组成及形态特点。
3. 掌握椎间盘的位置及构造特点。
4. 掌握黄韧带的位置和特点；了解脊柱各长韧带名称和位置。
5. 掌握胸廓的组成及形态特点。
6. 掌握颞下颌关节的组成及构造特点。

● 实验材料

1. 全身骨架。
2. 椎骨连结的标本或模型。
3. 脊柱标本或模型。
4. 颞下颌关节标本。
5. 膝关节标本或模型。
6. 相关挂图。
7. 有关多媒体实验课件。

● 实验内容

1. 观察椎骨的连结标本,椎间盘的位置、结构和各韧带、关节的位置及形态。
2. 在膝关节标本或模型上观察关节面、关节囊和关节腔,以及韧带。
3. 在脊柱标本上识别脊柱生理性弯曲的位置和方向。
4. 在人体骨架标本上,观察胸廓的组成、形态及肋的连结。
5. 在颞下颌关节标本上,观察颞下颌关节的组成和结构。

● 实验报告

(一)思考题

1. 在关节标本上,指出滑膜关节的基本构造,并说明各有何作用。
2. 对照标本说明颞下颌关节的构造及功能。
3. 在标本上,简述脊柱和胸廓的组成和形态。
4. 腰椎穿刺时要经过哪些结构?

（二）填图

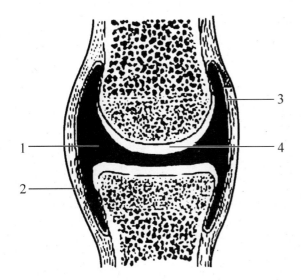

1 _____

2 _____

3 _____

4 _____

图 4-1 滑膜关节模式图

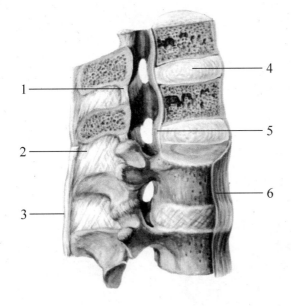

1 _____

2 _____

3 _____

4 _____

5 _____

6 _____

图 4-2 椎骨间的连结

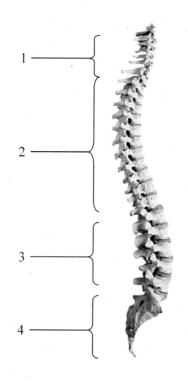

图 4-3 脊柱的侧面观

1 ＿＿＿＿＿＿＿＿

2 ＿＿＿＿＿＿＿＿

3 ＿＿＿＿＿＿＿＿

4 ＿＿＿＿＿＿＿＿

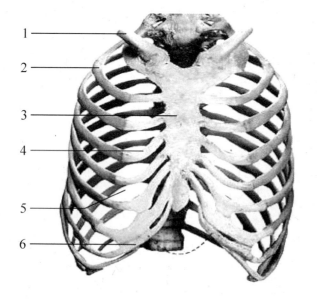

图 4-4 胸廓

1 ＿＿＿＿＿＿＿＿

2 ＿＿＿＿＿＿＿＿

3 ＿＿＿＿＿＿＿＿

4 ＿＿＿＿＿＿＿＿

5 ＿＿＿＿＿＿＿＿

6 ＿＿＿＿＿＿＿＿

（王龙海　姚玉芹）

实验五
四肢骨的连结

实验目的

1. 掌握肩关节、肘关节和桡腕关节的组成、结构特点及运动方式。
2. 掌握髋关节、膝关节和踝关节的组成、结构特点及运动方式。
3. 掌握骨盆的组成、分部及男女骨盆的区别。
4. 了解足弓的构成。

实验材料

1. 全身骨架。
2. 肩关节、肘关节和桡腕关节标本或模型。
3. 骨盆、髋关节、膝关节和踝关节的标本或模型。
4. 相关挂图。
5. 有关多媒体实验课件。

实验内容

1. 在肩关节标本上观察：二骨关节面的大小和形状，关节囊的结构特点，关节囊的薄弱部位，关节囊内通过的肱二头肌长头腱。

2. 在肘关节标本上观察：肘关节由肱桡关节、肱尺关节和桡尺近侧关节共同包被在一个关节囊内组成，辨认桡骨环状韧带的形态和位置及其与桡骨头的关系。观察关节囊的特点。

3. 在桡腕关节标本上观察：桡腕关节的组成和特点。

4. 在骨盆标本上观察：

（1）骶髂关节和耻骨联合：辨认骶髂关节的组成、骶结节韧带、骶棘韧带，观察坐骨大孔和坐骨小孔的围成以及耻骨联合的位置。

（2）骨盆：观察骨盆的组成、大小骨盆的分界及耻骨弓的构成。

5. 在髋关节标本上观察：髋关节的组成、两骨关节面的形态与大小、关节囊包被股骨颈的程度及髂股韧带的位置。

6. 在膝关节标本上观察：膝关节的组成，前、后交叉韧带的位置，内外侧半月板的形态和位置。

7. 在距小腿关节的标本上观察：距小腿关节的组成及关节囊的特点。

实验报告

（一）思考题

1. 对照标本说明骨盆的组成、分部及功能。

2. 对照标本描述肩关节、肘关节、桡腕关节、髋关节、膝关节、距小腿关节的构造和功能。

3. 结合临床简述肩关节脱位的解剖因素及常见脱臼部位。

4. 为什么足跖屈时容易发生踝关节扭伤?

(二) 填图

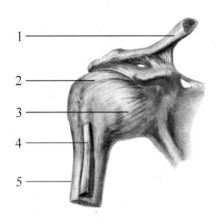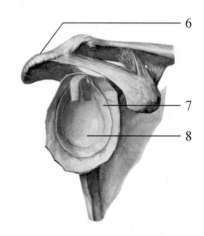

图 5 - 1　肩关节

1 _____　　2 _____　　3 _____　　4 _____

5 _____　　6 _____　　7 _____　　8 _____

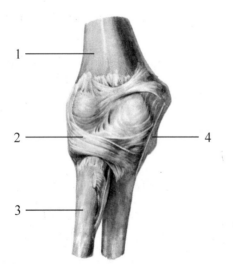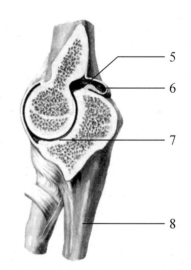

图 5 - 2　肘关节

1 _____　　2 _____　　3 _____　　4 _____

5 _____　　6 _____　　7 _____　　8 _____

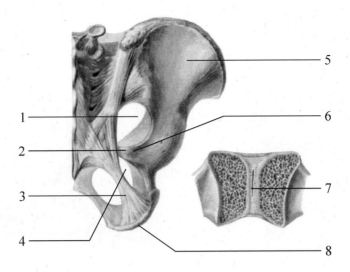

图 5-3　骨盆

1 ＿＿＿＿＿＿　　2 ＿＿＿＿＿＿　　3 ＿＿＿＿＿＿　　4 ＿＿＿＿＿＿

5 ＿＿＿＿＿＿　　6 ＿＿＿＿＿＿　　7 ＿＿＿＿＿＿　　8 ＿＿＿＿＿＿

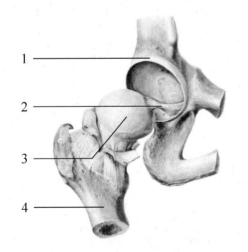
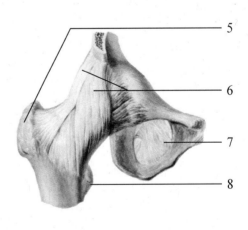

图 5-4　髋关节

1 ＿＿＿＿＿＿　　2 ＿＿＿＿＿＿　　3 ＿＿＿＿＿＿　　4 ＿＿＿＿＿＿

5 ＿＿＿＿＿＿　　6 ＿＿＿＿＿＿　　7 ＿＿＿＿＿＿　　8 ＿＿＿＿＿＿

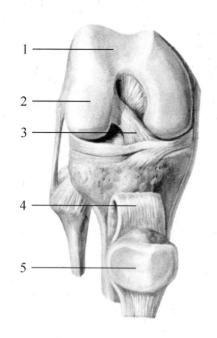
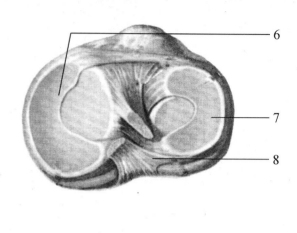

图 5 - 5 膝关节

1 _____ 2 _____ 3 _____ 4 _____

5 _____ 6 _____ 7 _____ 8 _____

（安梅　齐敏佳）

实验六

肌学总论 头颈肌

◯ 实验目的

1. 了解肌的分类、构造、起止和辅助装置。
2. 掌握咀嚼肌的名称、位置和作用。
3. 了解面肌的特点及分布概况。
4. 掌握胸锁乳突肌的位置和作用。
5. 了解颈阔肌的位置。
6. 掌握斜角肌间隙的构成及内容。

◯ 实验材料

1. 各种形态的肌标本。
2. 头肌、咀嚼肌的标本或模型。
3. 颈肌的标本或模型。
4. 相关挂图。
5. 有关多媒体实验课件。

◯ 实验内容

1. 在标本上观察长肌、短肌、扁肌和轮匝肌的形态,辨认肌腹、肌腱和腱膜。
2. 在头肌的标本或模型上观察面肌的配布。
3. 在咀嚼肌标本或模型上观察颞肌、咬肌的位置。
4. 在颈肌标本或模型上观察胸锁乳突肌的位置;观察前、中、后斜角肌以及斜角肌间隙的位置、内容。

◯ 实验报告

(一)思考题

1. 对照标本说明肌的各种形态及构造。
2. 试述胸锁乳突肌的位置及作用。
3. 试述斜角肌间隙的构成及内容。

（二）填图

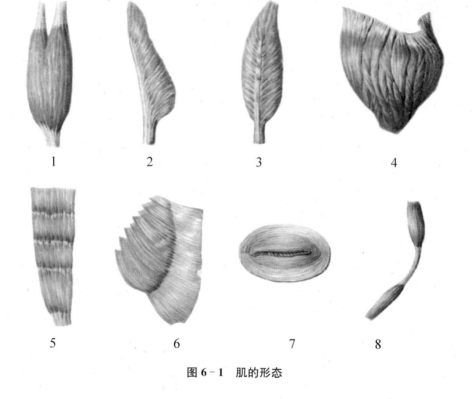

图 6-1　肌的形态

1 _____　　2 _____　　3 _____　　4 _____

5 _____　　6 _____　　7 _____　　8 _____

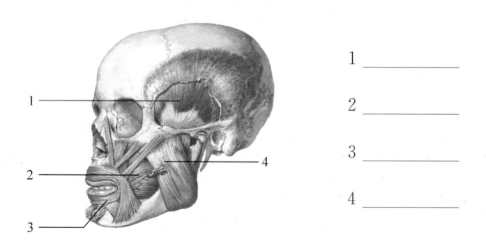

1 _____

2 _____

3 _____

4 _____

图 6-2　头肌

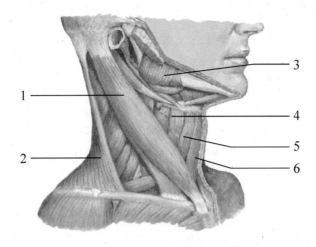

图 6 - 3　颈肌

1 _____　　2 _____　　3 _____

4 _____　　5 _____　　6 _____

（方安宁　姚玉芹）

实验七

躯干肌

实验目的

1. 掌握斜方肌、背阔肌、竖脊肌的位置和作用。
2. 掌握胸大肌、胸小肌、前锯肌的位置和作用,肋间内、外肌的位置、肌纤维方向和作用。
3. 掌握膈的位置、形态和作用。
4. 掌握腹前外侧壁各肌的位置、纤维方向和作用。
5. 熟悉腹直肌鞘和腹股沟管的位置、构成。
6. 了解肛提肌的位置和形态。

实验材料

1. 躯干肌标本或模型。
2. 腹直肌鞘和腹股沟管标本或模型。
3. 相关挂图。
4. 有关多媒体实验课件。

实验内容

1. 在躯干肌标本上,观察躯干肌的分部、分群,确认前锯肌、膈、背阔肌、斜方肌、竖脊肌、腹直肌、腹外斜肌、腹内斜肌、腹横肌的位置、起止和功能。
2. 观察腹直肌鞘和腹股沟管的形态结构和内容物。
3. 在活体上进行观察,确认胸大肌、背阔肌等重要肌性标志。

实验报告

（一）思考题

1. 叙述平静呼吸时呼吸肌的作用。
2. 说明腹股沟管的位置,内、外口的位置、名称及内容物。
3. 试述膈的位置、形态和作用。
4. 叙述腹前外侧壁肌的位置、层次、肌纤维方向和作用。

（二）填图

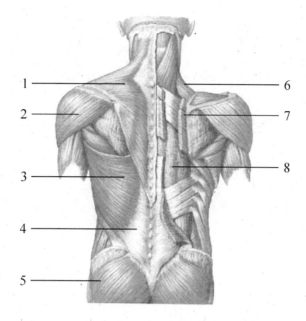

图 7-1 背肌

1 _____ 2 _____ 3 _____ 4 _____

5 _____ 6 _____ 7 _____ 8 _____

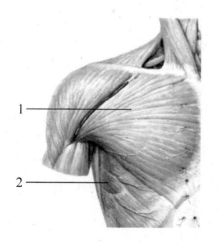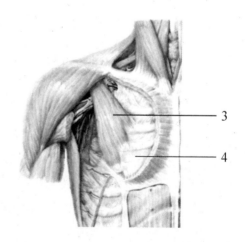

图 7-2 胸肌

1 _____ 2 _____ 3 _____ 4 _____

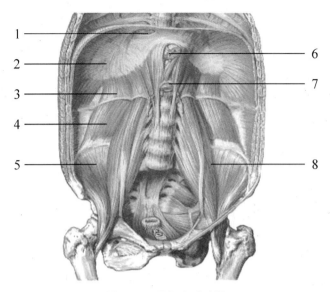

图 7 - 3 膈与腹后壁肌

1 _____ 2 _____ 3 _____ 4 _____

5 _____ 6 _____ 7 _____ 8 _____

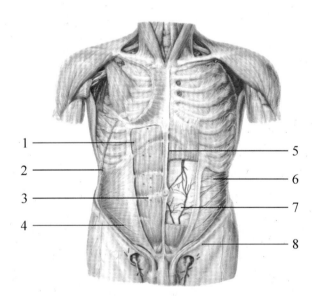

图 7 - 4 腹前壁肌

1 _____ 2 _____ 3 _____ 4 _____

5 _____ 6 _____ 7 _____ 8 _____

（叶大平　方安宁）

实验八 四肢肌

实验目的

1. 掌握三角肌的名称、位置及纤维方向,理解其作用;了解其他肩肌的名称、位置。
2. 了解臂肌的分群、分层、名称和跨越关节情况。
3. 了解前臂肌的分群、分层和跨越关节情况;理解各肌群的作用。
4. 了解手肌的分群、名称,理解其作用。
5. 了解腋窝、肘窝、腕管的位置、围成与内容。
6. 了解髋肌各肌的名称;掌握臀大肌和梨状肌的位置及作用。
7. 掌握大腿前群各肌名称及作用;了解大腿内侧群各肌与后群各肌名称及作用。
8. 掌握小腿三头肌的名称和作用;了解小腿前群及外侧群各肌的名称及肌群的作用。
9. 了解梨状肌上、下孔,股三角,收肌管,腘窝的位置和构成。

实验材料

1. 上肢肌、下肢肌标本。
2. 股三角标本或模型。
3. 相关挂图。
4. 有关多媒体实验课件。

实验内容

1. 在上肢肌标本上观察前臂肌的分群、分层、各肌名称、排列位置。
2. 观察上肢肌标本:确认三角肌、肱二头肌、肱三头肌的位置、起止及功能。
3. 观察下肢肌标本:确认臀大肌、梨状肌、股四头肌、缝匠肌、小腿三头肌的位置、起止及功能。
4. 在股三角标本或模型上观察股三角的位置、围成及内容。

实验报告

(一) 思考题

1. 对照标本说明三角肌、肱二头肌、肱三头肌的位置及作用。
2. 对照标本说明髂腰肌、臀大肌、股四头肌、缝匠肌的位置及作用。
3. 分别归纳运动肩关节、肘关节、桡腕关节、髋关节、膝关节和距小腿关节的主要肌肉。

（二）填图

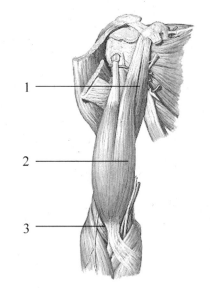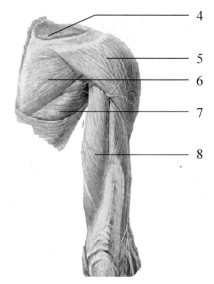

图 8－1　上肢肌

1 _____　　2 _____　　3 _____　　4 _____

5 _____　　6 _____　　7 _____　　8 _____

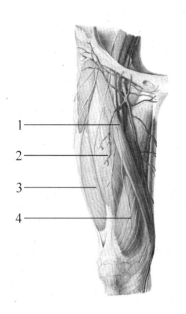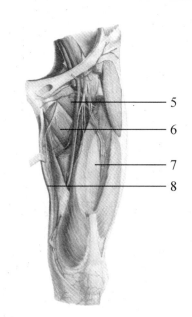

图 8－2　股肌

1 _____　　2 _____　　3 _____　　4 _____

5 _____　　6 _____　　7 _____　　8 _____

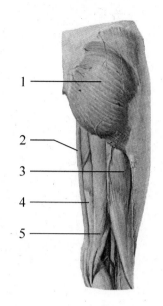
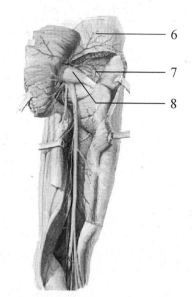

图 8-3　髋肌

1 _____　2 _____　3 _____　4 _____

5 _____　6 _____　7 _____　8 _____

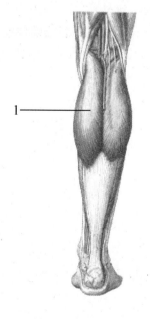
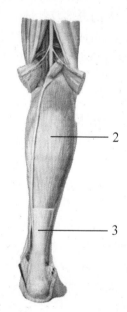

图 8-4　小腿肌

1 _____　2 _____　3 _____

（齐敏佳　安梅）

实验九

消化管

○ 实验目的

1. 了解消化系统的组成及功能。

2. 了解口腔的境界、牙的形态、结构和分类。

3. 掌握软腭的形态结构及咽峡的组成。

4. 掌握舌的形态和黏膜特征、颏舌肌的起止及作用。

5. 掌握口腔腺的名称、位置及其导管的开口。

6. 掌握咽的位置、分部及各部形态结构。

7. 掌握食管的位置、分部及狭窄的部位。

8. 掌握胃的位置、形态及分部。

9. 掌握小肠的分部及各部的位置、主要结构特点和毗邻。

10. 掌握大肠的分部及形态特征;结肠的结构特点、分部及位置;盲肠的位置及形态结构;阑尾的位置、形态结构及其根部体表投影;直肠的位置及形态结构;肛管的位置及内面结构。

○ 实验材料

1. 人体半身标本或模型。

2. 人体头、颈正中矢状切面标本或模型。

3. 各类牙的标本或模型。

4. 舌、舌肌、唾液腺标本或模型。

5. 后纵隔标本或模型。

6. 盆腔正中矢状切面标本或模型。

7. 腹腔脏器标本。

8. 相关挂图。

9. 有关多媒体实验课件。

○ 实验内容

1. 在头颈部正中矢状切面标本或模型上确认:咽峡、咽的位置、分部、咽各部的结构及连通关系。

2. 在牙的标本或模型上识别牙的形态、分类。

3. 在标本上观察舌乳头的形态和腭扁桃体的位置及其表面结构。

4. 在唾液腺标本或模型上观察腮腺、下颌下腺、舌下腺的位置及其导管的开口。

5. 在后纵隔标本上观察食管的位置、形态。

6. 在盆部正中矢状切面标本上确认直肠的位置和分部。

7. 在腹腔器官标本上观察胃、小肠、大肠的位置、分部、毗邻。

8. 活体辨认咽峡、腭扁桃体、胃的位置及阑尾根部的体表投影。

实验报告

（一）思考题

1. 大唾液腺有几对？简述各对的位置及导管的开口。

2. 在腹壁体表描述胃、大肠及小肠的位置。

3. 临床上插胃管时,需要通过食管的哪些狭窄？

4. 在标本上指出胃的毗邻主要有哪些器官。

5. 儿童误食一小石子,后从粪便中排出,试述小石子在排出的途中需经过哪些器官。

（二）填图

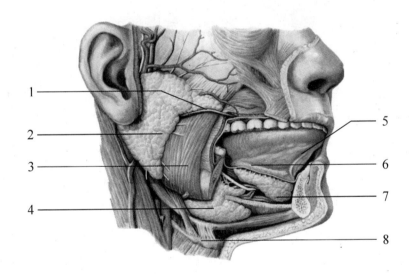

图 9-1 唾液腺

1 _____ 2 _____ 3 _____ 4 _____

5 _____ 6 _____ 7 _____ 8 _____

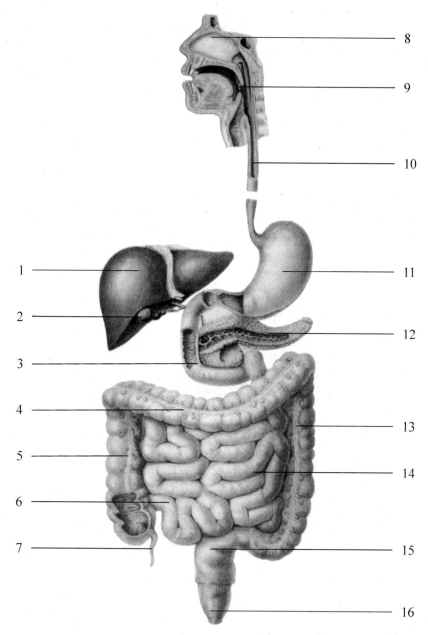

图 9 - 2　消化系统模式图

1 _____　　2 _____　　3 _____　　4 _____

5 _____　　6 _____　　7 _____　　8 _____

9 _____　　10 _____　　11 _____　　12 _____

13 _____　　14 _____　　15 _____　　16 _____

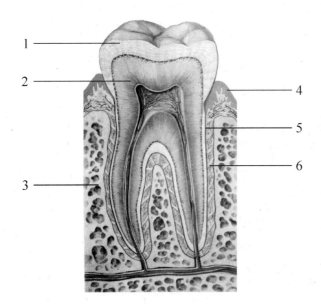

1 _____

2 _____

3 _____

4 _____

5 _____

6 _____

图 9-3　牙的构造

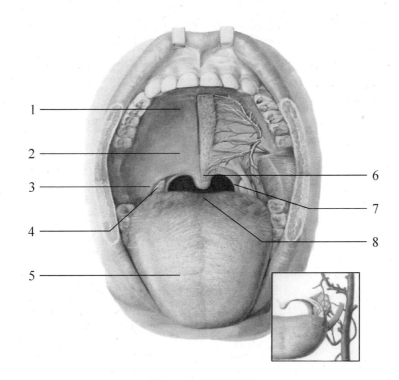

图 9-4　口腔与咽峡

1 _____　　　2 _____　　　3 _____　　　4 _____

5 _____　　　6 _____　　　7 _____　　　8 _____

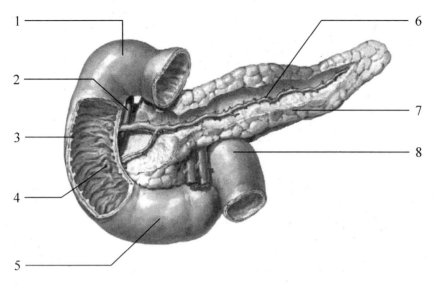

图 9-5 十二指肠和胰

1 _____ 2 _____ 3 _____ 4 _____

5 _____ 6 _____ 7 _____ 8 _____

（姚玉芹　杨治河）

实验十 消化腺

实验目的

1. 掌握肝的位置、形态和体表投影。
2. 掌握胆囊的位置、形态和分部,胆囊底的体表投影,肝外胆道的组成及开口部位。
3. 掌握胰的位置和形态。
4. 了解肝、胰的毗邻关系。

实验材料

1. 腹腔脏器标本。
2. 肝、胰标本或模型。
3. 肝、胆、胰及十二指肠标本。
4. 相关挂图。
5. 有关多媒体实验课件。

实验内容

1. 在腹腔脏器标本上,观察消化腺的组成及位置。
2. 在肝的标本或模型上,观察肝的形态、分部及脏面的主要结构。
3. 在肝、胆、胰及十二指肠标本上,观察胆囊的形态结构以及肝外胆道的组成。
4. 在胰的标本上,观察胰的形态和分部。
5. 在十二指肠、胰的标本上,观察胰头和十二指肠的位置关系。

实验报告

(一)思考题

1. 在模型上指出肝的脏面形态结构。有哪些结构出入肝门?
2. 在标本上指出肝外胆道的组成和位置;说出胆汁的产生部位和排出途径。
3. 简述胆囊的分部及胆囊底的体表投影。
4. 腹前壁外伤导致肠外置时,如何鉴别结肠和空肠?

（二）填图

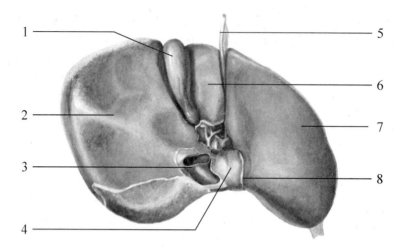

图 10-1 肝的脏面

1 _____ 2 _____ 3 _____ 4 _____

5 _____ 6 _____ 7 _____ 8 _____

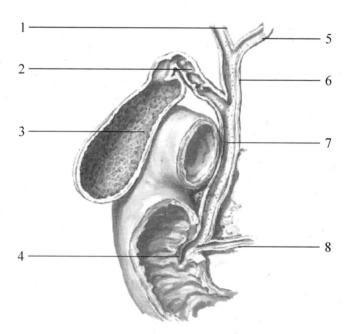

图 10-2 肝外胆道

1 _____ 2 _____ 3 _____ 4 _____

5 _____ 6 _____ 7 _____ 8 _____

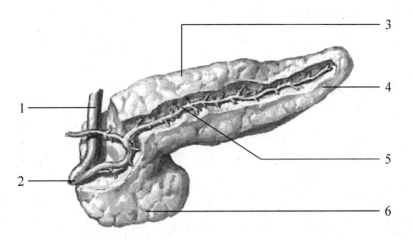

图 10-3 胰

1 _____ 2 _____ 3 _____

4 _____ 5 _____ 6 _____

（安梅　杨治河）

实验十一
呼吸系统

实验目的

1. 掌握鼻腔的位置、分部和形态,鼻黏膜的分部。
2. 掌握鼻旁窦的组成及各窦的开口部位。
3. 掌握喉的位置及组成,喉腔的形态和分部;了解喉的连结及喉肌。
4. 掌握气管的位置和形态,左、右主支气管的形态特点。
5. 掌握肺的位置、形态、分叶及体表投影。
6. 了解肺段支气管及支气管肺段的概念。
7. 掌握胸膜和胸膜腔的概念、胸膜的分部及胸膜隐窝的位置。
8. 掌握纵隔的境界和分部。

实验材料

1. 人体半身模型。
2. 头颈部正中矢状切面标本。
3. 喉连结标本或模型。
4. 喉腔、喉肌的标本或模型。
5. 气管、主支气管的标本或模型。
6. 纵隔的标本或模型。
7. 相关挂图。
8. 有关多媒体实验课件。

实验内容

1. 在活体上观察鼻根、鼻背、鼻尖、鼻翼及鼻孔。
2. 在头颈部正中矢状切面标本上确认:鼻腔外侧壁结构、鼻黏膜分部和形态、鼻中隔的组成和鼻旁窦的开口部位、喉腔的分部、气管的位置。
3. 在活体上观察喉的位置及吞咽时喉的运动。
4. 在气管连肺标本或模型上确认左、右主支气管的形态差别。
5. 在左、右肺标本或模型上确认左、右肺的形态特点和结构。
6. 在纵隔标本或模型上,识别纵隔的位置和分部,指出各纵隔内的主要器官。
7. 在活体上触摸喉结、环甲正中韧带和环状软骨。

◉ 实验报告

（一）思考题

1. 在标本上指出上、下呼吸道各器官的名称及位置。
2. 指出在鼻腔外侧壁上有哪些主要结构。
3. 在体表指出喉结、环状软骨、气管颈部的位置。
4. 在标本上指出左、右主支气管及左、右肺的区别。
5. 在标本上指出各部胸膜的位置及名称、肋膈隐窝的位置。
6. 在标本上指出纵隔的范围及分部的标志。

（二）填图

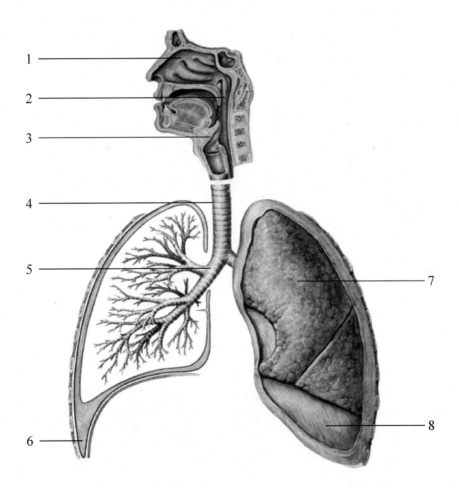

图 11-1　呼吸系统

1 _____　　2 _____　　3 _____　　4 _____

5 _____　　6 _____　　7 _____　　8 _____

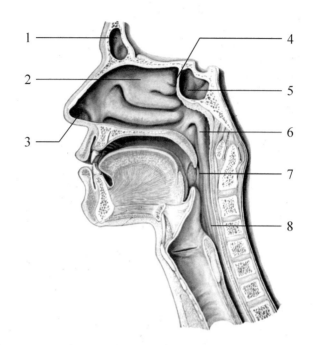

图 11－2　头颈部正中矢状切面

1 _____　　2 _____　　3 _____　　4 _____

5 _____　　6 _____　　7 _____　　8 _____

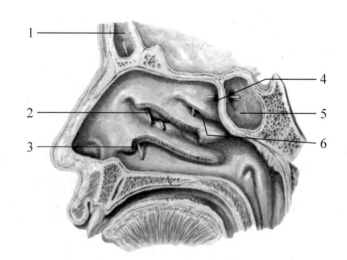

图 11－3　鼻旁窦及鼻泪管的开口

1 _____　　2 _____　　3 _____

4 _____　　5 _____　　6 _____

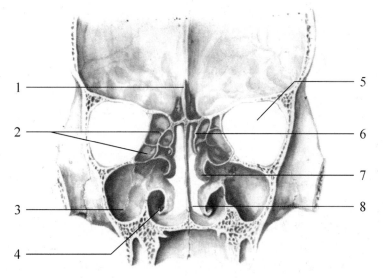

图 11-4 鼻腔冠状切面

1 _____ 2 _____ 3 _____ 4 _____

5 _____ 6 _____ 7 _____ 8 _____

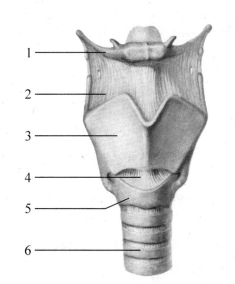 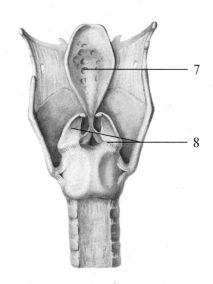

图 11-5 喉软骨

1 _____ 2 _____ 3 _____ 4 _____

5 _____ 6 _____ 7 _____ 8 _____

（汪家龙　姚玉芹）

实验十二

泌尿系统

◉ 实验目的

1. 了解泌尿系统的组成及功能。
2. 掌握肾的位置、形态、剖面结构和肾的被膜。
3. 掌握输尿管的位置、分部及其狭窄的位置。
4. 掌握膀胱的外形、位置和膀胱三角。
5. 掌握女性尿道的形态特点和开口部位。

◉ 实验材料

1. 腹膜后间隙的脏器标本或模型。
2. 泌尿器官标本或模型。
3. 肾的冠状剖面标本或模型。
4. 女性盆腔矢状切面标本或模型。
5. 相关挂图。
6. 有关多媒体实验课件。

◉ 实验内容

1. 在腹膜后间隙的脏器标本或模型上，观察并确认肾的位置、形态及被膜；沿肾盂向下观察输尿管的行程和狭窄部位；输尿管腹段与腰大肌的关系。

2. 在肾的剖面标本上，观察肾实质和肾窦的内容；辨认肾皮质、肾髓质、肾盂、肾大盏、肾小盏及肾的被膜。

3. 在盆腔正中矢状切面标本上，观察膀胱的位置和毗邻。

◉ 实验报告

（一）思考题

1. 在肾的剖面上能见到哪些结构？
2. 肾蒂内有哪些结构？简述主要结构的排列关系。
3. 对照标本说明输尿管的分段和三个狭窄的位置、临床意义。
4. 在标本上指出膀胱的位置及毗邻的主要器官。
5. 试述女性尿道的位置及特点。

（二）填图

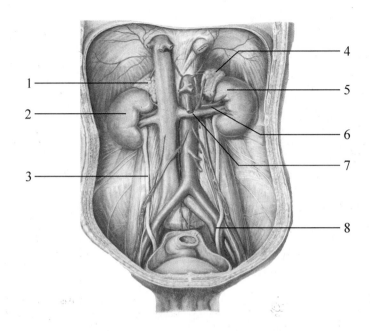

图 12 - 1　肾的位置和毗邻

1 _____ 2 _____ 3 _____ 4 _____

5 _____ 6 _____ 7 _____ 8 _____

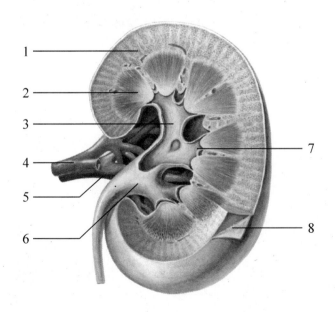

图 12 - 2　肾冠状切面

1 _____

2 _____

3 _____

4 _____

5 _____

6 _____

7 _____

8 _____

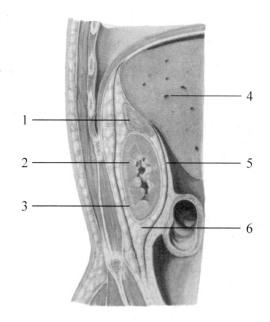

1 _____

2 _____

3 _____

4 _____

5 _____

6 _____

图 12-3　肾纵断面

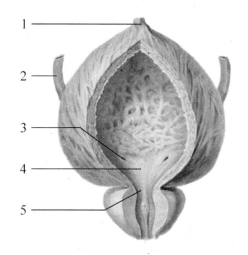
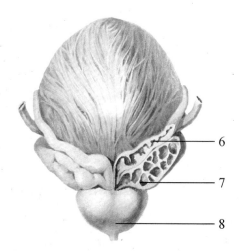

图 12-4　膀胱及其毗邻

1 _____　　2 _____　　3 _____　　4 _____

5 _____　　6 _____　　7 _____　　8 _____

（方安宁　王龙海）

实验十三

男性生殖系统

⊙ 实验目的

1. 掌握男性内、外生殖器的组成。
2. 掌握睾丸、附睾的形态和位置,睾丸鞘膜的位置和分部。
3. 掌握输精管的形态特点和行程;射精管、输精管及精囊腺的位置关系;射精管的开口部位;精索的位置和内容。
4. 掌握精囊腺、前列腺、尿道球腺的形态、位置及功能。
5. 掌握阴茎的位置、形态、分部及构造;了解阴囊的位置及内容物。
6. 掌握男性尿道的分部、狭窄和弯曲。

⊙ 实验材料

1. 男性盆腔正中矢状切面标本或模型。
2. 睾丸、阴茎标本。
3. 前列腺和精囊腺标本或模型。
4. 阴囊层次标本及精索标本。
5. 相关挂图。
6. 有关多媒体实验课件。

⊙ 实验内容

1. 在男性生殖器标本或模型上,观察睾丸及附睾的位置和形态;辨认附睾的头、体、尾;睾丸鞘膜的分部,鞘膜腔的位置。
2. 在标本上查看输精管的起始、行程及精索的内容;观察精囊腺的位置及形态;射精管的位置及开口部位。
3. 在男性生殖器标本或模型上,观察前列腺和尿道球腺的位置和形态。
4. 在阴茎的解剖标本或模型上,观察阴茎的形态;在阴茎横切标本上观察其结构;观察阴囊的形态及内容物。
5. 在男性盆腔正中矢状切面标本上,辨认男性尿道内口、尿道膜部和尿道外口,三处狭窄及尿道的两个弯曲的位置。

◉ 实验报告

（一）思考题

1. 在标本上辨认男性生殖器。各部分包括哪些器官？

2. 睾丸有何功能？精子的产生部位及经过哪些管道排出体外？

3. 输精管的起止及分部如何？男性节育手术应在何处结扎输精管？

4. 何为精索？精索内有哪些结构？

5. 在标本上指出男性尿道的分部、狭窄和弯曲。简述前、后尿道的概念。

6. 前列腺的位置如何？体检时从何处触摸前列腺？前列腺增生时可产生哪些并发症？

（二）填图

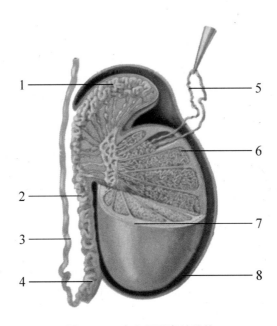

图 13－1　睾丸及附睾的结构

1 ＿＿＿＿＿＿＿　　2 ＿＿＿＿＿＿＿　　3 ＿＿＿＿＿＿＿　　4 ＿＿＿＿＿＿＿

5 ＿＿＿＿＿＿＿　　6 ＿＿＿＿＿＿＿　　7 ＿＿＿＿＿＿＿　　8 ＿＿＿＿＿＿＿

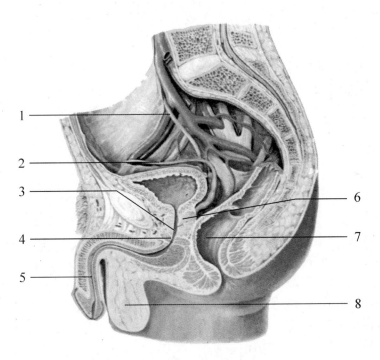

图 13－2 男性骨盆正中矢状断面

1 _____ 2 _____ 3 _____ 4 _____

5 _____ 6 _____ 7 _____ 8 _____

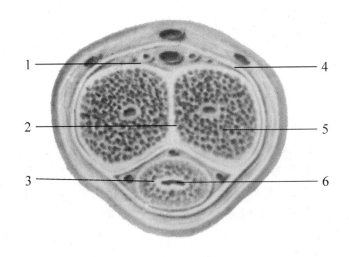

图 13－3 阴茎横断面

1 _____

2 _____

3 _____

4 _____

5 _____

6 _____

（褚世居 安梅）

实验十四
女性生殖系统

实验目的

1. 掌握女性内、外生殖器的组成。
2. 掌握卵巢和输卵管的位置、形态;输卵管的分部和各部的形态结构。
3. 掌握子宫的位置、形态、分部及其固定装置。
4. 掌握阴道的位置、毗邻;阴道穹的形成及毗邻;阴道口及尿道口的位置。
5. 了解乳房的形态和结构。
6. 了解会阴的分部及穿过的结构。

实验材料

1. 女性盆腔正中矢状切面标本或模型。
2. 女性盆腔器官标本或模型。
3. 女性内生殖器标本或模型。
4. 女性外生殖器标本或模型。
5. 女性乳房的标本或模型。
6. 会阴的标本或模型。
7. 相关挂图。
8. 有关多媒体实验课件。

实验内容

1. 在女性生殖器标本或模型上,观察卵巢、输卵管的位置和形态,辨认输卵管各部的特点;确认子宫的位置、形态和分部、子宫腔及通连关系。

2. 在女性盆腔正中矢状切面标本上,观察卵巢的位置,子宫的位置、毗邻及子宫的韧带。观察子宫的前倾前屈位,阴道的位置、形态和毗邻,阴道穹与直肠子宫陷凹的关系。

3. 在女性乳房的标本或模型上,辨认乳腺叶及输乳管,注意输乳管的方向及开口部位。

4. 在女性会阴标本或模型上辨认:阴道口、尿道外口及狭义会阴的部位。

实验报告

（一）思考题

1. 在标本上辨认女性生殖器各部分包括哪些器官。
2. 卵子在何处发育成熟?排至何处?通常在何处受精?

3. 辨认输卵管的各部。输卵管结扎的理想部位在何处？

4. 试述子宫的位置、分布及其固定装置。

5. 何为阴道后穹？有何临床意义？

（二）填图

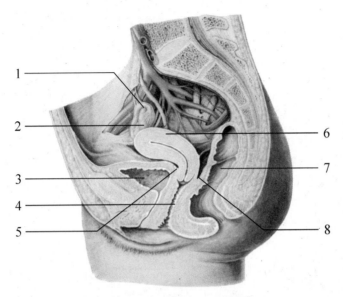

图 14 - 1　女性骨盆正中矢状断面

1 ＿＿＿＿＿＿＿　　2 ＿＿＿＿＿＿＿　　3 ＿＿＿＿＿＿＿　　4 ＿＿＿＿＿＿＿

5 ＿＿＿＿＿＿＿　　6 ＿＿＿＿＿＿＿　　7 ＿＿＿＿＿＿＿　　8 ＿＿＿＿＿＿＿

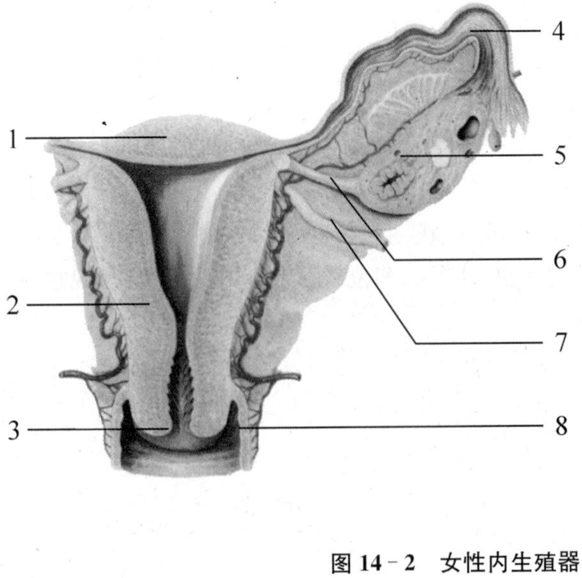

1 ＿＿＿＿＿＿＿

2 ＿＿＿＿＿＿＿

3 ＿＿＿＿＿＿＿

4 ＿＿＿＿＿＿＿

5 ＿＿＿＿＿＿＿

6 ＿＿＿＿＿＿＿

7 ＿＿＿＿＿＿＿

8 ＿＿＿＿＿＿＿

图 14 - 2　女性内生殖器

（姚玉芹　方安宁）

实验十五
腹膜 内分泌系统

◎ 实验目的

1. 掌握腹膜与腹膜腔的概念。
2. 掌握腹膜与腹、盆腔脏器的关系。
3. 掌握大网膜和小网膜的位置；小网膜的分部，网膜囊和网膜孔的位置。
4. 掌握腹膜形成的韧带、网膜、系膜及陷凹的位置。
5. 掌握甲状腺、甲状旁腺、肾上腺、垂体、松果体、胸腺的形态和位置。

◎ 实验材料

1. 腹膜的标本或模型。
2. 颈部的解剖标本或模型。
3. 甲状腺、甲状旁腺、喉及气管的标本或模型。
4. 腹膜后间隙的标本或模型。
5. 脑的标本或模型。
6. 脑的正中矢状切面标本或模型。
7. 相关挂图。
8. 有关多媒体实验课件。

◎ 实验内容

1. 观察腹膜标本或模型，明确壁腹膜和脏腹膜的位置、关系。
2. 在腹膜标本或模型上查看胃、空肠、回肠、盲肠、阑尾、升结肠、降结肠、横结肠、乙状结肠、肝、膀胱等器官与腹膜的关系。
3. 按脏器检查腹膜的形成物：镰状韧带、冠状韧带、小网膜、大网膜及陷凹。
4. 在颈部的标本或模型上，观察甲状腺的形态和位置。寻觅甲状旁腺并观察其位置、形态及与甲状腺的关系。
5. 在腹膜后间隙的标本或模型上，观察左、右肾上腺的位置及形态差别。
6. 在脑正中矢状切面标本或模型上，观察垂体的形态和位置。

◎ 实验报告

（一）思考题

1. 男、女性腹膜腔最低部位各在何处？腹膜炎的病人为何要取半卧位？

2. 在标本上找出腹膜形成的有关结构。

3. 描述甲状腺的位置,甲状腺肿大时,可能压迫哪些器官?

4. 垂体发生肿瘤时,可能压迫哪些部位?

（二）填图

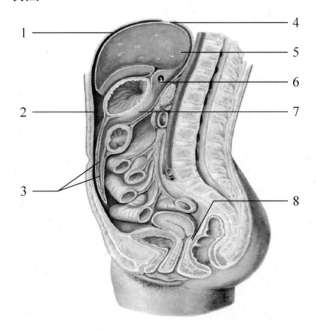

1 _____

2 _____

3 _____

4 _____

5 _____

6 _____

7 _____

8 _____

图 15－1　腹膜腔矢状切面

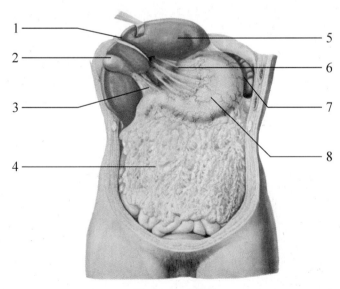

图 15－2　网膜

1 _____　　2 _____　　3 _____　　4 _____

5 _____　　6 _____　　7 _____　　8 _____

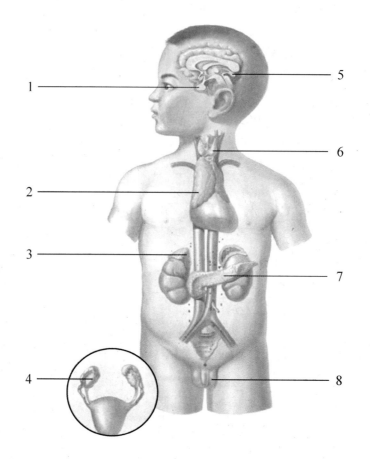

图 15－3　内分泌腺

1 _____　2 _____　3 _____　4 _____

5 _____　6 _____　7 _____　8 _____

（安梅　孙宗波）

实验十六

心

实验目的

1. 掌握心血管系统的组成、结构特点；体循环、肺循环的途径。
2. 掌握心的位置、外形及各心腔的形态结构。
3. 掌握心的传导系统的组成及各部的位置。
4. 掌握心包的构成及心包腔。
5. 掌握冠状动脉的起始、行程与分布范围。
6. 了解冠状窦的位置及主要属支。

实验材料

1. 心、血管标本或模型。
2. 心传导系统模型。
3. 人体半身、心包和纵隔标本或模型。
4. 相关挂图。
5. 有关多媒体实验课件。

实验内容

1. 在心、血管标本或模型上，观察心外形；确认心尖、心底、两面、三缘及出入心底的大血管、心包和心腔。
2. 在心、血管标本或模型上，观察上、下腔静脉入口、梳状肌、冠状窦口、房间隔、卵圆窝、右房室口、三尖瓣、腱索、乳头肌、肺动脉口、肺动脉瓣、半月瓣小结、动脉圆锥、左右肺上下静脉口、左房室口、二尖瓣、主动脉口、主动脉瓣、主动脉窦、主动脉前庭、室间隔等。
3. 在心、血管标本或模型上，观察右冠状动脉、后室间支、左冠状动脉、前室间支、旋支、心大静脉、心中静脉、心小静脉、冠状窦。
4. 在心、血管标本或模型上，观察心壁的厚薄及室间隔。
5. 在心传导系统模型上，观察心传导系统的组成、位置。
6. 在心包标本或模型上，观察心包、心包腔、心包横窦、心包斜窦。
7. 在活体上识别心的体表投影及心尖搏动的部位。

实验报告

（一）思考题

1. 对照心的解剖标本或模型,试述保证心内血液定向流动的结构。
2. 在体表如何确定心的体表投影及心尖的位置?
3. 试述心脏表面分界标志有哪些,各有何重要结构通过。
4. 对照标本或模型描述心的传导系统的组成及位置。

（二）填图

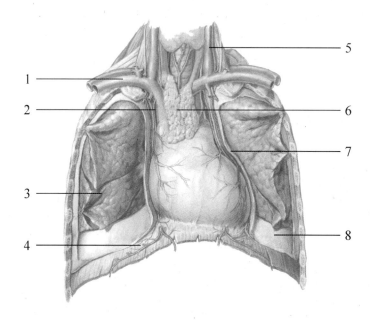

图 16 - 1　心的位置和毗邻

1 ＿＿＿＿＿＿　　2 ＿＿＿＿＿＿　　3 ＿＿＿＿＿＿　　4 ＿＿＿＿＿＿

5 ＿＿＿＿＿＿　　6 ＿＿＿＿＿＿　　7 ＿＿＿＿＿＿　　8 ＿＿＿＿＿＿

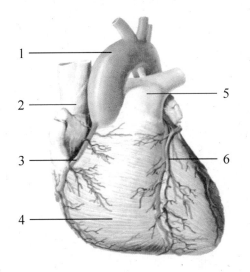
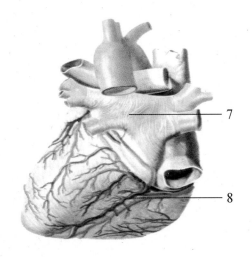

图 16-2　心的外形和血管

1 _____　2 _____　3 _____　4 _____

5 _____　6 _____　7 _____　8 _____

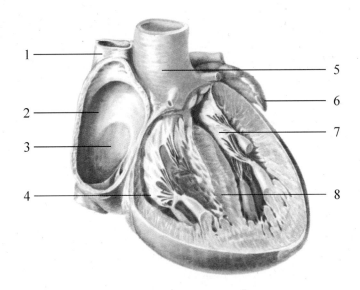

图 16-3　心腔

1 _____　2 _____　3 _____　4 _____

5 _____　6 _____　7 _____　8 _____

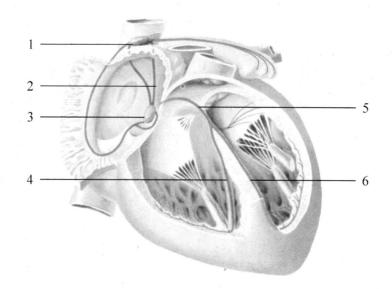

图 16 - 4　心的传导系统

1 ＿＿＿＿＿＿＿　　2 ＿＿＿＿＿＿＿　　3 ＿＿＿＿＿＿＿

4 ＿＿＿＿＿＿＿　　5 ＿＿＿＿＿＿＿　　6 ＿＿＿＿＿＿＿

（姚玉芹　胡捍卫）

实验十七

动　脉

● 实验目的

1. 了解肺动脉干及左、右肺动脉的行程;肺静脉的行程;动脉韧带的概念。
2. 掌握主动脉的起止、行程、分部、各部的位置及发出主要的分支的名称、行径和分布。
3. 掌握升主动脉及其分支。
4. 掌握主动脉弓及其分支,颈动脉窦、颈动脉小球。
5. 掌握头颈、胸部、腹部、盆部、上肢和下肢的动脉主干名称、起始部位、行程及其主要分支与分布。

● 实验材料

1. 心及全身血管标本或模型。
2. 上、下肢动脉标本或模型。
3. 头颈部、躯干动脉标本或模型。
4. 相关挂图。
5. 有关多媒体实验课件。

● 实验内容

1. 在心及全身血管标本或模型上,观察主动脉的分段、主动脉弓的分支、全身各部动脉干、颈外动脉的主要分支、腹腔干的三大分支、髂内动脉的分支。观察各部动脉的位置、走行、分支与分布。
2. 在上、下肢动脉标本或模型上,观察上、下肢主要动脉起始、走行、分支及分布部位。
3. 在头颈部、躯干动脉标本或模型上观察颈总动脉、颈内动脉和颈外动脉的走行分布及主要分支。
4. 在活体上辨认临床上常用指压止血、测量血压和诊脉动脉的名称及部位。

● 实验报告

(一) 思考题

1. 主动脉分哪几段? 各段有哪些主要分支?
2. 脑、肺、肝、胃、结肠、直肠各由什么动脉供给血液营养?
3. 外伤致动脉出血时,可压迫止血的动脉有哪些?

（二）填图

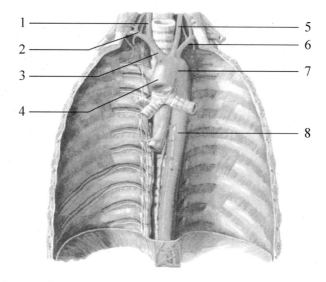

图 17－1　胸主动脉

1 _____　　2 _____　　3 _____　　4 _____

5 _____　　6 _____　　7 _____　　8 _____

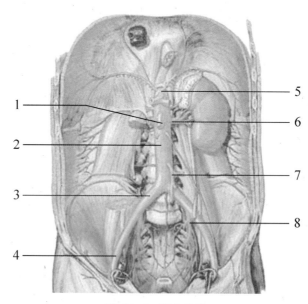

图 17－2　腹主动脉

1 _____　　2 _____　　3 _____　　4 _____

5 _____　　6 _____　　7 _____　　8 _____

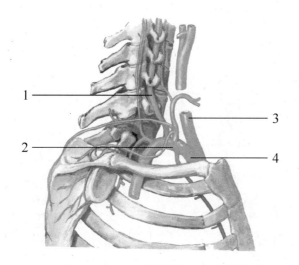

图 17 - 3 锁骨下动脉

1 _____　　2 _____　　3 _____　　4 _____

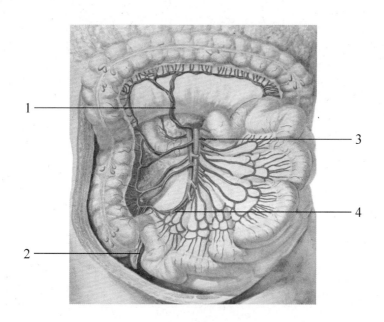

图 17 - 4 肠系膜上动脉

1 _____　　2 _____　　3 _____　　4 _____

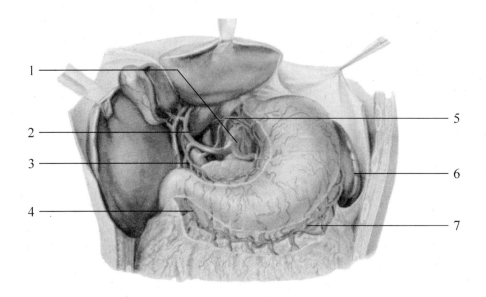

图 17-5　腹腔干及其分支

1 _____　　2 _____　　3 _____

4 _____　　5 _____　　6 _____

7 _____

（姚玉芹　褚世居）

实验十八

静　脉

实验目的

1. 掌握上腔静脉的组成、起止、主要属支的名称、位置及收集范围。
2. 掌握下腔静脉的组成、起止、主要属支的名称、位置及收集范围。
3. 掌握门静脉的组成、主要属支的名称及收集范围。
4. 掌握全身主要浅静脉的位置、行程及注入部位。

实验材料

1. 心及全身血管标本或模型。
2. 全身浅静脉标本或模型。
3. 门静脉标本或模型。
4. 相关挂图。
5. 有关多媒体实验课件。

实验内容

1. 在全身浅、深静脉标本或模型上,观察颈内、外静脉的位置及属支;左、右头臂静脉、上腔静脉的组成及静脉角和奇静脉;观察下腔静脉的组成、位置、走行。

2. 在全身浅静脉标本或模型上,观察上肢浅静脉的起始、走行及注入部位;观察下肢浅静脉的起始、走行及注入部位。

3. 在门静脉标本或模型上,观察肝门静脉的合成、位置、走行及属支。

实验报告

(一) 思考题

1. 门脉高压(肝门静脉受阻)时会产生什么症状? 为什么?

2. 大隐静脉切开注射葡萄糖,此糖需经过哪些途径分别到达心、脑、肝脏?

3. 自手背桡侧静脉网注入抗生素等药物治疗胆囊炎时,药物如何到达胆囊?

（二）填图

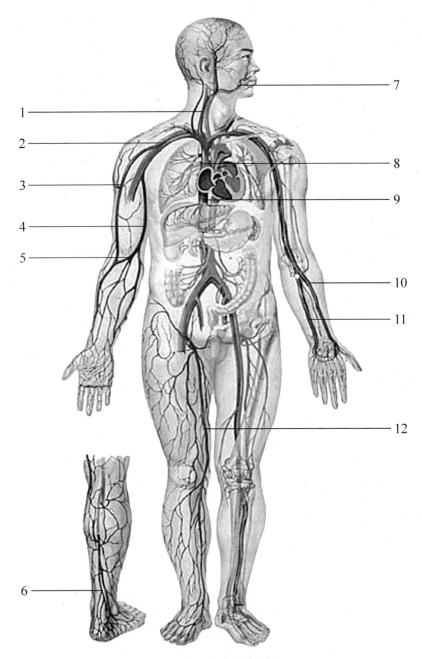

图 18-1　全身主要静脉

1 _____　　2 _____　　3 _____　　4 _____

5 _____　　6 _____　　7 _____　　8 _____

9 _____　　10 _____　　11 _____　　12 _____

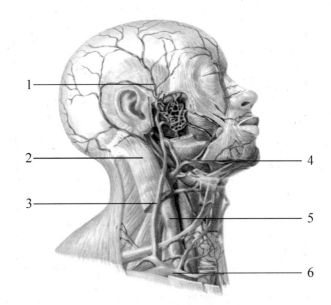

图 18-2　头颈部的静脉

1 _____　　2 _____　　3 _____

4 _____　　5 _____　　6 _____

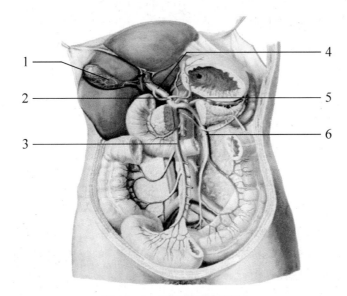

图 18-3　肝门静脉及其属支

1 _____　　2 _____　　3 _____

4 _____　　5 _____　　6 _____

（安梅　汪家龙）

实验十九

淋巴系统

● 实验目的

1. 掌握淋巴系统的组成及其与心血管系统的关系。
2. 掌握胸导管的起始、行径、合成和注入部位。
3. 掌握右淋巴导管的合成和注入部位。
4. 掌握下颌下淋巴结、颈外侧浅淋巴结、颈外侧深淋巴结、颏淋巴结和乳突淋巴结的位置。
5. 掌握锁骨上淋巴结的位置及颈干的形成。
6. 掌握腋淋巴结的位置及锁骨下干的形成。
7. 了解胸、腹、盆腔的淋巴结群的位置及支气管纵隔干、腰干、肠干的形成。
8. 掌握腹股沟浅、深淋巴结的位置和输出管的去向。
9. 掌握脾和胸腺的位置和形态。

● 实验材料

1. 全身淋巴管、淋巴结标本或模型。
2. 胸导管及其主要属支标本或模型。
3. 脾和胸腺标本或模型。
4. 相关挂图。
5. 有关多媒体实验课件。

● 实验内容

1. 在全身淋巴管、淋巴结标本或模型上，观察全身的淋巴管及淋巴结。
2. 在胸导管及其主要属支标本或模型上，观察胸导管的组成、行径及注入部位。
3. 在脾和胸腺标本或模型上，观察脾和胸腺的外形。

● 实验报告

（一）思考题

1. 腭扁桃体发炎，可引起什么淋巴结肿痛？
2. 为什么胃癌患者晚期左锁骨上淋巴结可以发生癌变肿大？
3. 全身有哪些主要的浅淋巴结群，各收集何处的淋巴？

（二）填图

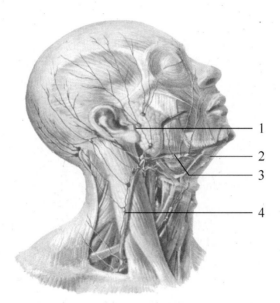

图 19-1 头颈部浅淋巴结

1 _____ 2 _____ 3 _____ 4 _____

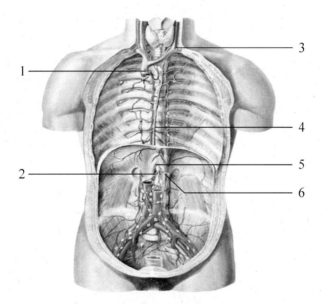

图 19-2 胸导管

1 _____ 2 _____ 3 _____

4 _____ 5 _____ 6 _____

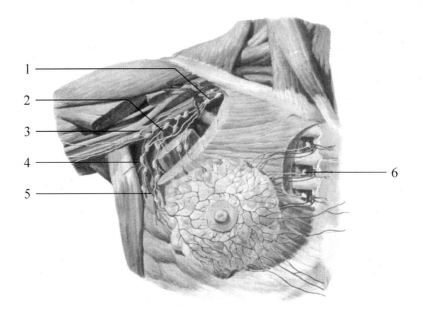

图 19-3　腋淋巴结

1 _____　　2 _____　　3 _____

4 _____　　5 _____　　6 _____

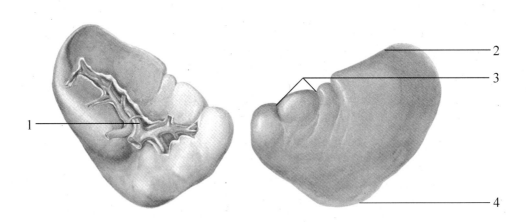

图 19-4　脾脏

1 _____　　2 _____　　3 _____　　4 _____

（安梅　王龙海）

实验二十 视 器

实验目的

1. 了解视器的组成。
2. 掌握眼球壁各层的名称、位置、分部及主要形态结构。
3. 掌握眼房、晶状体、玻璃体的位置和形态。
4. 了解睑的形态和构造。
5. 掌握结膜的位置和分部。
6. 掌握泪腺、泪道的位置及开口。
7. 了解眼球外肌的名称和位置。

实验材料

1. 眼球标本或模型。
2. 眼动脉和眼静脉的标本或模型。
3. 眼外肌的标本或模型。
4. 相关挂图。
5. 有关多媒体实验课件。

实验内容

1. 在眼球放大模型或标本上，观察眼球壁的层次结构、眼球内容物的位置结构及房水循环。
2. 在眼外肌的标本或模型上，观察眼球外肌的位置及走向。
3. 在活体上辨认角膜、巩膜、虹膜、瞳孔、睑结膜、球结膜、结膜穹、睑缘、内眦、外眦和泪点。

实验报告

（一）思考题

1. 眼球壁三层膜的名称是什么？各层膜包括哪些部分？
2. 外来光线到达视网膜上需通过哪些结构？
3. 房水有何作用？经何途径流入巩膜静脉窦？
4. 眼球内有哪些平滑肌，各有什么作用？

（二）填图

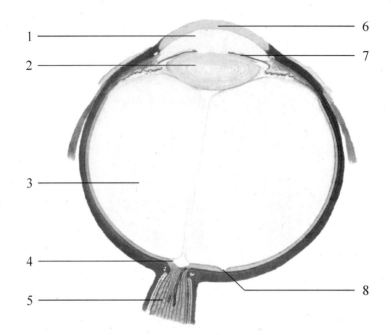

图 20－1　眼球（水平切面）

1 _____　　2 _____　　3 _____　　4 _____

5 _____　　6 _____　　7 _____　　8 _____

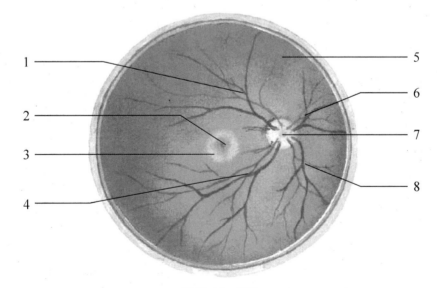

图 20－2　眼底

1 _____　　2 _____　　3 _____　　4 _____

5 _____　　6 _____　　7 _____　　8 _____

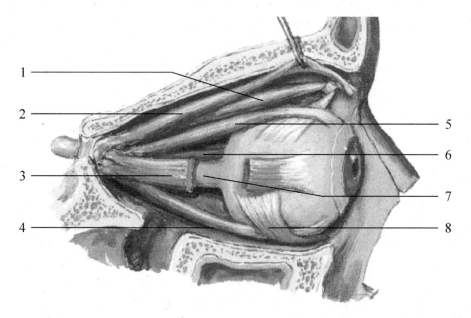

图 20 - 3 眼球外肌

1 _____ 2 _____ 3 _____ 4 _____

5 _____ 6 _____ 7 _____ 8 _____

（姚玉芹　王建中）

实验二十一
前庭蜗器

◉ **实验目的**

1. 掌握前庭蜗器的组成和分部。
2. 了解耳郭的形态、外耳道的分部及弯曲。
3. 掌握鼓膜的位置、形态与分部。
4. 掌握鼓室的六壁及其主要毗邻,听小骨的名称及连结关系。
5. 掌握咽鼓管的位置及小儿咽鼓管的形态特点。
6. 掌握骨迷路、膜迷路各部的形态和位置。
7. 掌握位觉感受器及听觉感受器的位置。

◉ **实验材料**

1. 耳的标本或模型。
2. 内耳放大模型。
3. 听小骨标本或模型。
4. 相关挂图。
5. 有关多媒体实验课件。

◉ **实验内容**

1. 在耳的放大模型或标本上观察,确定中耳、内耳的主要形态结构;观察鼓膜的位置、形态,确认鼓室各壁及其毗邻。
2. 对照听小骨标本观察三个听小骨的位置、形态。
3. 在内耳放大模型上,观察骨迷路、膜迷路的形态、结构。

◉ **实验报告**

（一）思考题

1. 小儿为何易患中耳炎?
2. 试述中耳鼓室各壁的名称及毗邻关系。
3. 试述咽鼓管的位置、分部、交通。
4. 外界声波由空气如何传至内耳听觉感受器?

（二）填图

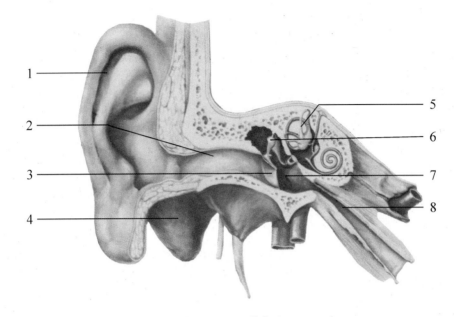

图 21－1　耳的全貌

1 _____　　　2 _____　　　3 _____　　　4 _____

5 _____　　　6 _____　　　7 _____　　　8 _____

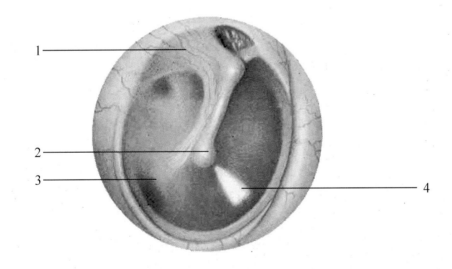

图 21－2　鼓膜

1 _____　　　2 _____　　　3 _____　　　4 _____

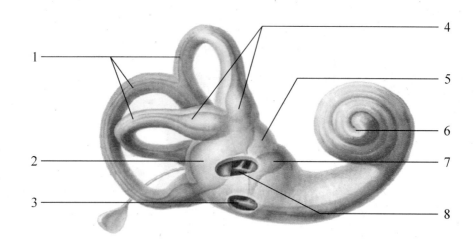

图 21－3　骨迷路与膜迷路

1 ＿＿＿＿＿＿＿　2 ＿＿＿＿＿＿＿　3 ＿＿＿＿＿＿＿　4 ＿＿＿＿＿＿＿

5 ＿＿＿＿＿＿＿　6 ＿＿＿＿＿＿＿　7 ＿＿＿＿＿＿＿　8 ＿＿＿＿＿＿＿

（方安宁　姚玉芹）

实验二十二

脊 髓

实验目的

1. 掌握神经系统的区分及分部。
2. 掌握灰质、白质、皮质、髓质、纤维束、神经、神经核、神经节、网状结构的概念。
3. 掌握脊髓的位置、外形;脊神经根与脊髓的连结概况。
4. 掌握脊髓节段与椎骨的对应关系,马尾的位置与组成。
5. 掌握脊髓灰、白质的配布。
6. 掌握脊髓灰质前、侧、后角的主要核团的位置与性质。
7. 掌握脊髓白质各索中主要传导束的位置。

实验材料

1. 脊髓标本。
2. 脊髓水平切面标本或模型。
3. 脑标本或模型。
4. 相关挂图。
5. 有关多媒体实验课件。

实验内容

1. 在脊髓标本或模型上,观察脊髓的形态,识别脊髓的两个膨大和脊髓表面的沟裂,观察脊髓圆锥和马尾的形态。

2. 在脊髓水平切面标本或模型上,观察脊髓的内部结构,辨认中央管及其周围的灰质及白质结构。

3. 在灰质结构中,描述前角运动细胞、中间外侧核、骶副交感核、后角边缘核、胶状质、后角固有核的位置与性质。

4. 在白质结构中,描述薄束、楔束、皮质脊髓侧束、皮质脊髓前束、脊髓丘脑侧束和前束在各索中的位置。

实验报告

(一)思考题

1. 在标本上说明脊髓节段和椎骨的对应关系的推算方法。

2. 腰椎穿刺应采取何位置,需经过哪些层次?

3. 脊髓白质的分部如何? 各部有何重要传导束?

(二)填图

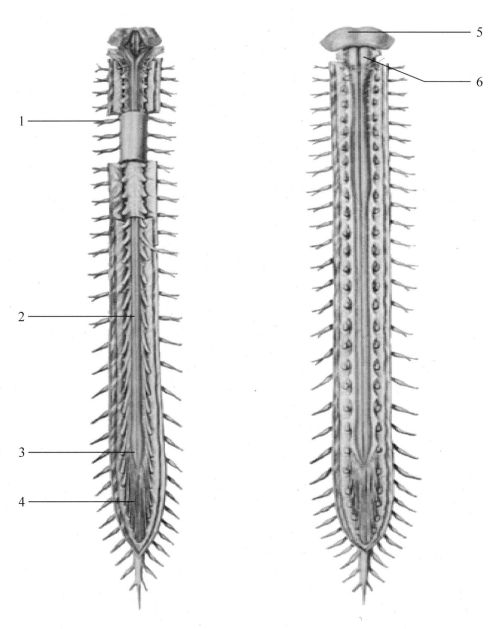

图 22 - 1 脊髓的外形

1 ＿＿＿＿＿＿＿＿ 2 ＿＿＿＿＿＿＿＿ 3 ＿＿＿＿＿＿＿＿

4 ＿＿＿＿＿＿＿＿ 5 ＿＿＿＿＿＿＿＿ 6 ＿＿＿＿＿＿＿＿

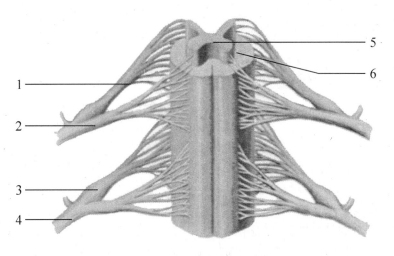

图 22－2　脊髓结构示意图

1 ＿＿＿＿＿＿　　2 ＿＿＿＿＿＿　　3 ＿＿＿＿＿＿

4 ＿＿＿＿＿＿　　5 ＿＿＿＿＿＿　　6 ＿＿＿＿＿＿

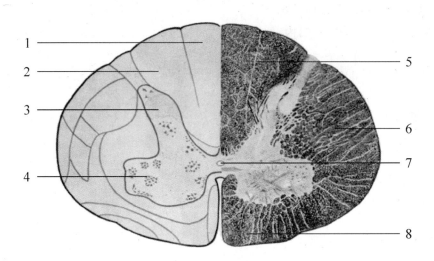

图 22－3　脊髓横断图

1 ＿＿＿＿＿＿　　2 ＿＿＿＿＿＿　　3 ＿＿＿＿＿＿　　4 ＿＿＿＿＿＿

5 ＿＿＿＿＿＿　　6 ＿＿＿＿＿＿　　7 ＿＿＿＿＿＿　　8 ＿＿＿＿＿＿

（姚玉芹　叶大平）

实验二十三

脑

实验目的

1. 掌握脑的分部及各部的位置。

2. 掌握脑干的位置、组成和外形;第 3～12 对脑神经连脑的部位。

3. 掌握脑干内主要核团的位置。

4. 掌握脑干内白质的组成和走行部位,内侧丘系交叉、内侧丘系的组成、锥体束的走行和锥体交叉的形成。

5. 掌握小脑的位置、外形及内部结构。

6. 掌握第四脑室的位置、沟通关系及正中孔和外侧孔的位置。

7. 掌握间脑的位置和分部。

8. 掌握丘脑的位置和形态;内、外侧膝状体的位置;下丘脑的位置和组成;第三脑室的位置和沟通关系。

9. 掌握大脑半球的外形、分叶及各面的主要沟、回;大脑皮质的各功能中枢的位置。

10. 掌握基底核的位置及组成;内囊的位置、分部及各部所通过的主要纤维束。

实验材料

1. 脑标本或模型。

2. 脑干标本或模型。

3. 脑神经核标本或模型。

4. 小脑标本或模型。

5. 脑正中矢状切面标本或模型。

6. 脑冠状切面标本或模型。

7. 脑水平切面标本或模型。

8. 电动脑干(示脑神经核)。

9. 基底核的标本或模型。

10. 相关挂图。

11. 有关多媒体实验课件。

实验内容

1. 在脑标本或模型上,确认脑各部的位置。

2. 在脑干标本或模型上,确认延髓、脑桥、中脑。观察腹侧面及背侧面的重要结构,指出第 3～12 对脑神经在脑干的附着部位。

3. 在脑、小脑标本或模型上,观察小脑的位置和外形,识别小脑蚓、小脑半球、小脑扁桃体。

4. 在脑正中矢状切面标本或模型上、脑干模型上,识别背侧丘脑、内外侧膝状体及下丘脑的各结构。

5. 在脑正中矢状切面标本或模型上,观察大脑半球各面,辨认主要沟回及其所在部位。

6. 在基底核模型上,辨认尾状核、豆状核及杏仁体,确认其位置。

● 实验报告

(一) 思考题

1. 试述脑干的组成,脑干各部与哪些脑神经有关?

2. 下丘脑包括哪些结构? 有何重要核团?

3. 基底核包括哪些核团? 何谓纹状体、新纹状体和旧纹状体?

4. 内囊位于何处? 有哪些重要纤维束通过内囊? 损害后的表现如何?

5. 小脑扁桃体位于何处? 有何临床意义?

(二) 填图

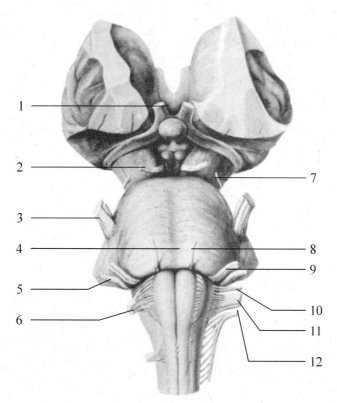

图 23 - 1　脑干腹侧

1 _____   2 _____   3 _____   4 _____

5 _____   6 _____   7 _____   8 _____

9 _____   10 _____   11 _____   12 _____

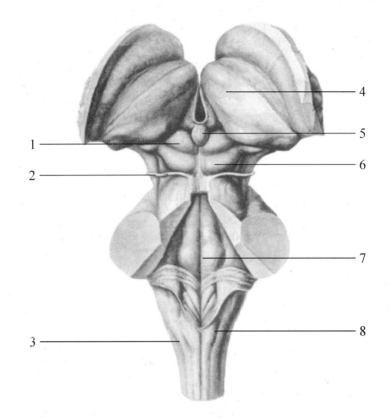

图 23-2 脑干背侧

1 _____   2 _____   3 _____   4 _____

5 _____   6 _____   7 _____   8 _____

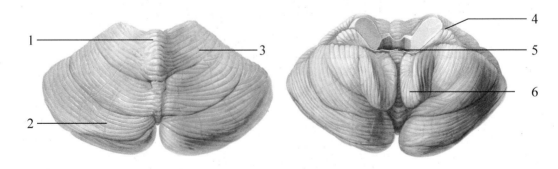

图 23-3 小脑的外形

1 _____   2 _____   3 _____

4 _____   5 _____   6 _____

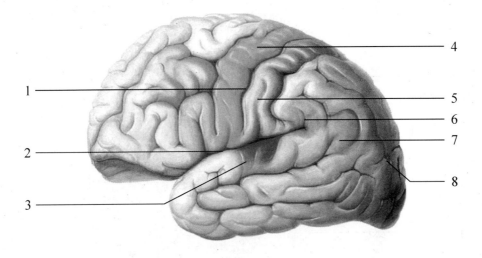

图 23 - 4　大脑半球外侧面

1 _____　　2 _____　　3 _____　　4 _____

5 _____　　6 _____　　7 _____　　8 _____

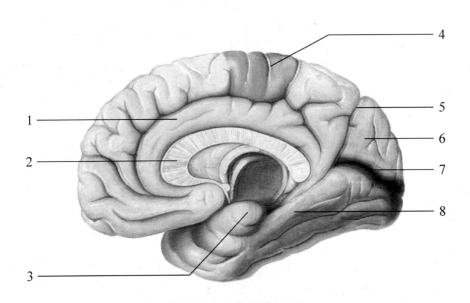

图 23 - 5　大脑半球内侧面

1 _____　　2 _____　　3 _____　　4 _____

5 _____　　6 _____　　7 _____　　8 _____

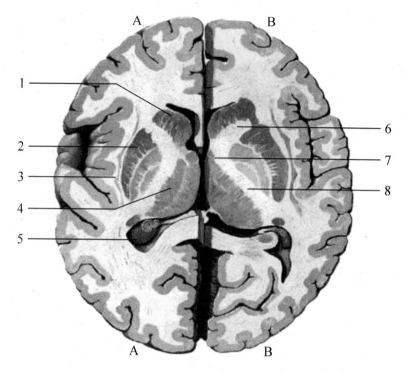

图 23－6 大脑水平切面

1 _____   2 _____   3 _____   4 _____

5 _____   6 _____   7 _____   8 _____

（方安宁　姚玉芹）

实验二十四
中枢神经传导通路

实验目的

1. 掌握躯干、四肢意识性本体(深)感觉传导通路的组成、各级神经元胞体所在部位以及纤维束在中枢神经内的位置与向大脑皮质投射的位置。

2. 掌握躯干、四肢与头面部浅感觉传导通路的组成,各级神经元细胞体所在部位以及纤维束在中枢神经内的位置与向大脑皮质投射的位置。

3. 掌握视觉传导通路的组成以及向大脑皮质的投射位置;掌握瞳孔对光反射路径。

4. 了解听觉传导通路的组成以及向大脑皮质的投射位置。

5. 掌握锥体系的组成、行径、交叉、对各躯体运动核的支配情况与功能;了解上、下运动性神经元损伤后的临床表现;了解锥体外系的组成。

实验材料

1. 透明脑干模型。
2. 浅感觉传导通路模型。
3. 深感觉传导通路模型。
4. 运动传导通路模型。
5. 视觉传导通路模型。
6. 相关挂图。
7. 有关多媒体实验课件。

实验内容

1. 在深感觉传导通路模型上,观察该传导通路的走行,第一级、第二级、第三级神经元的部位、纤维交叉部位及投射部位。

2. 在浅感觉传导通路模型上,观察该传导通路的走行,第一级、第二级、第三级神经元的部位、纤维交叉部位及投射部位。

3. 在视觉传导通路模型上,观察该传导通路的走行、纤维交叉部位及投射部位。分析该传导通路不同部位损伤后的结果。

4. 在运动传导通路模型上,观察皮质脊髓束及皮质核束的走行情况及上、下运动神经元的部位和纤维交叉部位。

● 实验报告

（一）思考题

1. 一侧内囊损伤可能出现哪些临床表现？伸舌时舌尖偏向何侧？口角可能偏向何侧？
2. 比较同侧皮质核束损伤和面神经损伤所引起的面部表情肌瘫痪的不同。
3. 针刺小指皮肤引起痛觉经何途径传至大脑皮质？
4. 动眼神经损伤和视神经损伤分别对瞳孔对光反射有何影响？

（二）填图

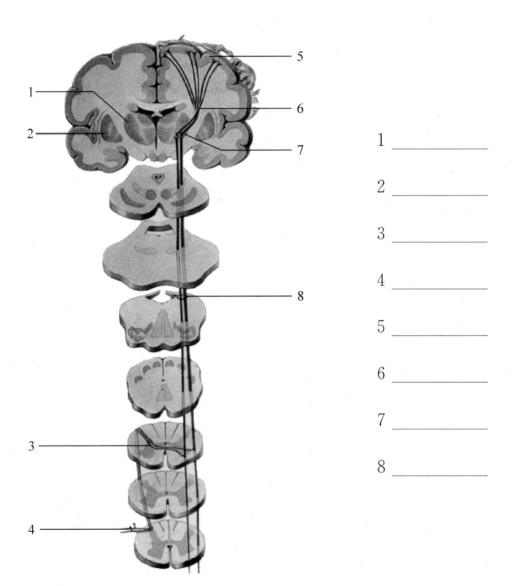

1 _____

2 _____

3 _____

4 _____

5 _____

6 _____

7 _____

8 _____

图 24－1 躯干四肢浅感觉传导通路

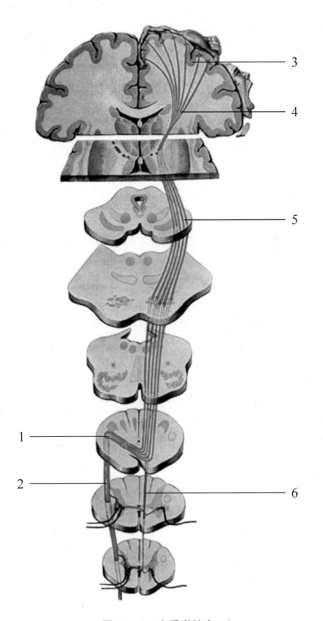

图 24-2　皮质脊髓束

1 ＿＿＿＿＿＿＿＿　　2 ＿＿＿＿＿＿＿＿　　3 ＿＿＿＿＿＿＿＿

4 ＿＿＿＿＿＿＿＿　　5 ＿＿＿＿＿＿＿＿　　6 ＿＿＿＿＿＿＿＿

（安梅　齐敏佳）

实验二十五

脑和脊髓的被膜、血管及脑脊液循环

实验目的

1. 掌握脑和脊髓被膜的配布,硬膜外隙、蛛网膜下隙的位置及内容。
2. 掌握大脑镰、小脑幕的形态和位置,各硬脑膜静脉窦的位置及沟通关系。
3. 掌握小脑延髓池、终池和蛛网膜粒的位置。
4. 掌握脑室系统及脑脊液的产生和循环途径。
5. 掌握大脑前、中、后动脉的行程及其分布范围,大脑中动脉中央支的行程和分布。
6. 掌握基底动脉的分支和分布,基底动脉环的位置和组成。
7. 了解脊髓动脉的分支和分布范围。

实验材料

1. 脑正中矢状切面标本或模型。
2. 脑冠状切面标本或模型。
3. 脑水平切面标本或模型。
4. 脑室标本或模型。
5. 脑血管标本或模型。
6. 脑、脊髓标本或模型。
7. 相关挂图。
8. 有关多媒体实验课件。

实验内容

1. 在脑室标本或模型上,观察左右侧脑室、第三脑室和第四脑室,确认其位置、形态和交通关系。

2. 在脑、脊髓标本或模型上,逐层辨认硬膜、蛛网膜、软膜,确认硬膜外隙的位置及内容;识别大脑镰、小脑幕,观察硬脑膜窦的位置、形态。

3. 在脑正中矢状切面标本或模型上,观察大脑中动脉、大脑前动脉、大脑后动脉的走行及其分支。

实验报告

(一)思考题

1. 腰椎穿刺应采取什么位置及其经过哪些层次?

2. 简述脑脊液的产生部位及循环途径。

3. 简述各硬脑膜窦的名称、位置及回流途径。

（二）填图

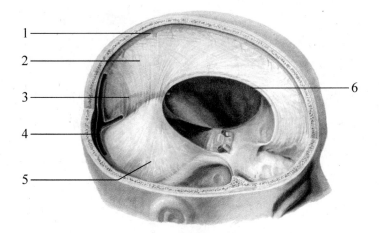

图 25-1　硬脑膜及静脉窦

1 ＿＿＿＿＿＿　　2 ＿＿＿＿＿＿　　3 ＿＿＿＿＿＿

4 ＿＿＿＿＿＿　　5 ＿＿＿＿＿＿　　6 ＿＿＿＿＿＿

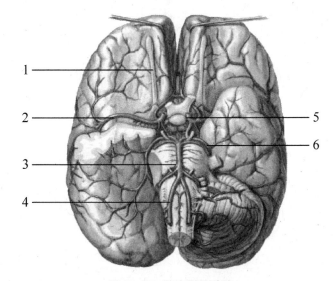

图 25-2　脑底面的动脉

1 ＿＿＿＿＿＿　　2 ＿＿＿＿＿＿　　3 ＿＿＿＿＿＿

4 ＿＿＿＿＿＿　　5 ＿＿＿＿＿＿　　6 ＿＿＿＿＿＿

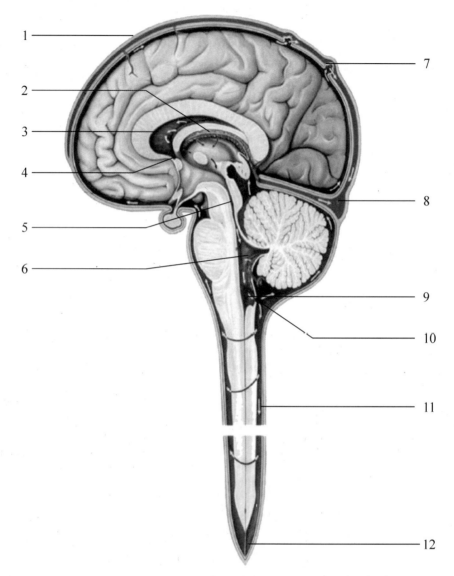

图 25－3 脑脊液循环

1 _____   2 _____   3 _____   4 _____

5 _____   6 _____   7 _____   8 _____

9 _____   10 _____   11 _____   12 _____

（杨治河 方安宁）

实验二十六

脊 神 经

实验目的

1. 掌握脊神经的组成、数目及纤维成分；了解其分支分布概况。
2. 掌握颈丛的组成、位置、主要分支及分布范围。
3. 掌握臂丛的组成、位置、主要分支及分布范围。
4. 了解胸神经前支在胸腹壁的行径及分布节段性。
5. 掌握腰丛的组成、位置、主要分支及分布范围。
6. 掌握骶丛的组成、位置、主要分支及分布范围。

实验材料

1. 脊髓横切面标本或模型。
2. 脊柱与脊髓、脊神经根的标本或模型。
3. 颈丛与臂丛的标本。
4. 纵隔与胸、腹壁的标本。
5. 腰丛与骶丛标本。
6. 相关挂图。
7. 有关多媒体实验课件。

实验内容

1. 在脊髓与颈椎横切面模型与脊髓被膜模型上观察脊神经的组成。

2. 在脊柱与脊髓、脊神经根的标本上，确认脊神经后根、脊神经节、脊神经前根；31 对脊神经各自在椎管内的走行特点。

3. 在颈丛与臂丛的标本上观察颈丛的位置、组成；浅支的浅出部位与分布；找出深支中的膈神经，观察此神经的行径与分布。

4. 在颈丛与臂丛的标本上观察臂丛的位置、组成；查认肌皮神经、正中神经、尺神经、桡神经与腋神经的起始部位、行径与分布。

5. 在纵隔与胸、腹壁的标本上找出胸神经前支，观察胸神经前支的行径、分支与分布。

6. 在腰丛标本上观察腰丛的位置、组成；查认髂腹下神经、髂腹股沟神经、股神经和闭孔神经的行径与分布；在股动脉的外侧找出股神经，观察股神经在盆部走行的部位、穿至股部的部位及其走行与分支分布；找出股神经发出的最长的皮支隐神经，观察隐神经的走行与分布。

7. 在骶丛标本上观察骶丛的位置、组成；查认阴部神经与坐骨神经的出盆部位、走行与分布；重点观察坐骨神经干出盆部位、走行、体表投影以及坐骨神经各分支：胫神经、腓总神经、腓浅神经、腓深神经的走行与分布。

○ 实验报告

（一）思考题

1. 脊神经的前根、后根与前支、后支有何区别？
2. 正中神经、尺神经、桡神经和腋神经损伤后可能出现什么症状和体征？为什么？
3. 腓总神经损伤后可能出现什么症状和体征？为什么？

（二）填图

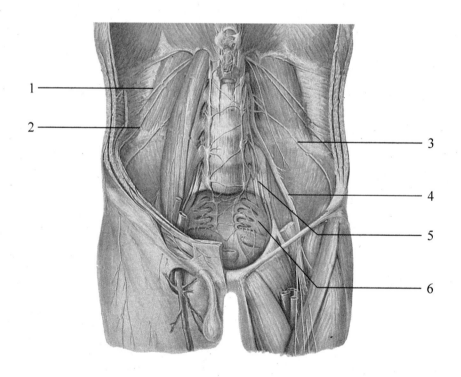

图 26 - 1　腰丛的神经

1 _____　　2 _____　　3 _____

4 _____　　5 _____　　6 _____

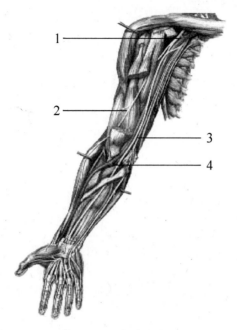

图 26 - 2　上肢的神经

1 _____　　2 _____　　3 _____　　4 _____

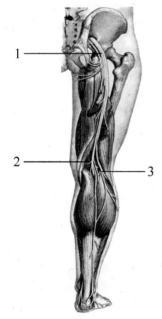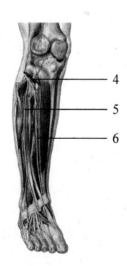

图 26 - 3　下肢的神经

1 _____　　2 _____　　3 _____

4 _____　　5 _____　　6 _____

（安梅　胡捍卫）

实验二十七
脑神经

◉ **实验目的**

1. 掌握脑神经的名称、顺序、纤维成分概况及出入颅的部位。
2. 掌握动眼神经、三叉神经、面神经、迷走神经和舌下神经的纤维成分、分布范围及损伤表现。
3. 了解嗅神经、视神经、滑车神经、展神经、前庭蜗神经、舌咽神经、副神经的纤维成分及分布范围。

◉ **实验材料**

1. 脑干和脑标本或模型。
2. 放大颅底模型。
3. 三叉神经标本或模型。
4. 面神经标本或模型。
5. 去眶上壁的眶内结构标本。
6. 迷走神经模型或标本。
7. 头、颈部模型。
8. 相关挂图。
9. 有关多媒体实验课件。

◉ **实验内容**

1. 在脑干和脑标本或模型上,观察脑神经根的位置及其与脑的连结部位。
2. 在放大颅底模型上,观察 12 对脑神经出颅的位置。
3. 在三叉神经、面神经、迷走神经标本或模型上,观察它们的走行、分支及分布范围。
4. 在去眶上壁的眶内结构标本上,观察进入眼眶的脑神经。
5. 在头颈矢状切面标本上观察舌咽神经、迷走神经、副神经与舌下神经的走行、分支及分布范围。

◉ **实验报告**

(一) 思考题

1. 进入眼眶的脑神经有哪些?各有何作用?
2. 与舌有关的脑神经有哪些?一侧舌下神经损伤,伸舌时舌尖偏向何侧?

3. 三叉神经、面神经、舌咽神经及迷走神经各有哪些主要分支?

(二)填图

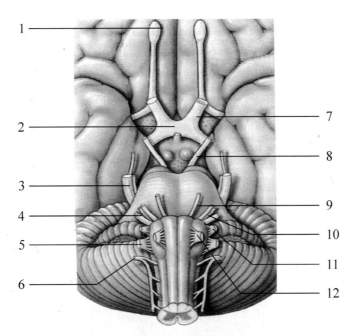

图 27－1　脑神经根

1 _____ 2 _____ 3 _____ 4 _____

5 _____ 6 _____ 7 _____ 8 _____

9 _____ 10 _____ 11 _____ 12 _____

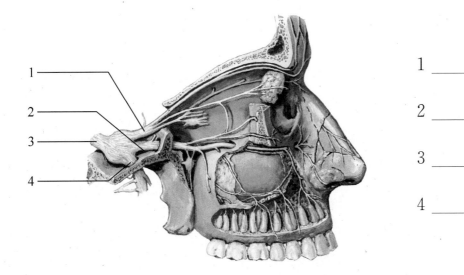

1 _____

2 _____

3 _____

4 _____

图 27－2　三叉神经

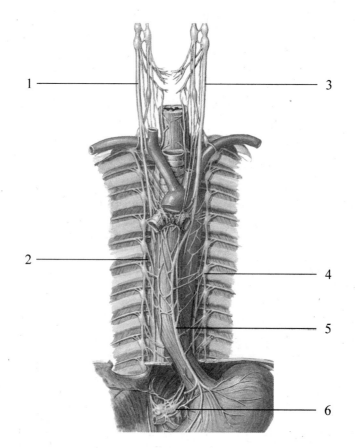

图 27-3　迷走神经

1 _____　　2 _____　　3 _____

4 _____　　5 _____　　6 _____

（孙宗波　安梅）

实验二十八

内脏神经

实验目的

1. 掌握内脏神经的区分与分布;节前纤维和节后纤维的概念。

2. 掌握交感神经中枢部的位置;椎旁节、椎前节的位置、数目;交感干的位置、组成。了解交感神经节前、后纤维的分布概况。

3. 掌握副交感神经中枢部的位置;器官旁节、壁内节的位置。

4. 掌握交感与副交感神经的主要区别。

5. 了解主要内脏神经丛的位置、组成及分布范围。

实验材料

1. 脊柱标本或模型。

2. 纵隔标本或模型。

3. 颈、胸、腹部标本。

4. 盆部矢状切面标本。

5. 颅部副交感神经标本。

6. 相关挂图。

7. 有关多媒体实验课件。

实验内容

1. 在纵隔的标本与模型上观察:胸交感干,椎旁神经节,灰、白交通支,内脏大、小神经与食管丛。

2. 在脊柱与示交感干的标本上观察交感干的组成与位置;查认椎前神经节的形态与位置。

3. 在盆部矢状切面标本或模型上观察腹下丛与盆丛的位置。

实验报告

（一）思考题

1. 内脏运动神经与躯体运动神经有何区别?

2. 简述交感干的位置、组成与分布。

3. 比较交感神经和副交感神经的异同。

4. 试举几个牵涉痛的例子。

（二）填图

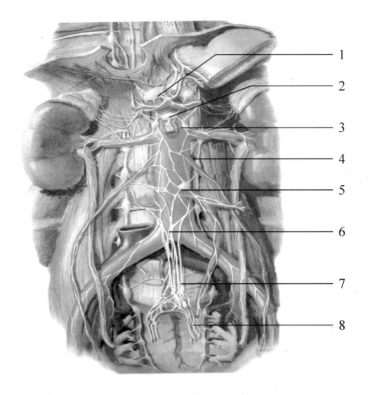

图 28-1　腹部神经丛

1 _____　2 _____　3 _____　4 _____

5 _____　6 _____　7 _____　8 _____

（方安宁　姚玉芹）